RECONOCIMIENTOS

Este libro está dedicado a mis amigos y familiares que han tenido una leve o grave enfermedad, para que puedan encontrar una solución y hacer los cambios necesarios en su vida.

94 Recetas de Comidas y Jugos Para Reducir Los Calambres Musculares:

Detenga Los Calambres Musculares Rápido Comiendo Alimentos Con Vitaminas Específicas

Por

Joe Correa CSN

CONTENIDOS

ACERCA DEL AUTOR

Luego de años de investigación, honestamente creo en los efectos positivos que una nutrición apropiada puede tener en el cuerpo y la mente. Mi conocimiento y experiencia me han ayudado a vivir más saludablemente a lo largo de los años y los cuales he compartido con familia y amigos. Cuanto más sepa acerca de comer y beber saludable, más pronto querrá cambiar su vida y sus hábitos alimenticios.

La nutrición es una parte clave en el proceso de estar saludable y vivir más, así que empiece ahora. El primer paso es el más importante y el más significativo.

INTRODUCCIÓN

94 Recetas de Comidas y Jugos Para Reducir Los Calambres Musculares: Detenga Los Calambres Musculares Rápido Comiendo Alimentos Con Vitaminas Específicas

Por Joe Correa CSN

La condición involuntaria y más bien dolorosa de un músculo contraído que no se relaja es algo que todos hemos experimentado al menos una vez en nuestra vida. Generalmente, la condición es bastante inofensiva y solo dura un par de minutos durante los cuales la persona no puede usar el músculo afectado.

Los calambres musculares a menudo son causados por ejercicios difíciles, trabajo físico duro, deshidratación o el uso de ciertos medicamentos. Pueden aparecer en casi todos los músculos del cuerpo, especialmente en los músculos de las piernas y los pies. Como dije antes, la mayoría de las veces los calambres musculares son inofensivos, sin embargo, a veces pueden estar relacionados con una afección médica más grave como:

- El suministro de sangre inadecuado debido a arterias estrechas causa calambres musculares durante el ejercicio.

- La compresión nerviosa en la columna vertebral está relacionada con calambres musculares al caminar,
- La falta de minerales como potasio, calcio o magnesio en el cuerpo también puede provocar calambres musculares.

En algunos casos, se recomienda visitar a un médico, especialmente si siente dolor intenso, debilidad muscular, hinchazón de las piernas, erupciones cutáneas o cualquier otro cambio en la piel. Además, si sufre de calambres musculares frecuentes que no mejoran con el tiempo, es necesaria atención médica.

Aunque los calambres musculares pueden ocurrirles a todos por diversas razones, existen algunos factores de riesgo que aumentan esta condición dolorosa. Estos factores incluyen la edad, las diferentes condiciones médicas y la deshidratación. Las personas mayores que pierden su masa muscular con frecuencia se ven afectadas por los calambres musculares, incluso durante algunas actividades físicas relativamente fáciles. Las mujeres embarazadas y las personas que sufren de diabetes, trastornos de la tiroides o del hígado también experimentan calambres musculares frecuentes e inofensivos. Finalmente, la deshidratación durante actividades físicas largas (especialmente en climas cálidos) es a menudo la causa de los calambres musculares.

Hay un par de pasos simples que ayudarán a prevenir los calambres musculares. Como se mencionó anteriormente, los calambres musculares a menudo están relacionados con la deshidratación, lo que significa que mantener a tu cuerpo completamente hidratado todo el tiempo es crucial para evitar esta condición dolorosa. Beber muchos jugos frescos tendrá un efecto sorprendente en todo el cuerpo, incluidos los calambres musculares.

Esta colección de recetas para reducir los calambres musculares mantendrá su cuerpo hidratado todo el tiempo y le proporcionará una gran cantidad de nutrientes diferentes que necesita diariamente.

Tómese un par de minutos todos los días para preparar una de estas deliciosas recetas y olvídese de tener calambres musculares de una vez por todas.

COMPROMISO

Para mejorar mi condición, yo (su nombre), me comprometo a comer más de estos alimentos a diario y a hacer ejercicio por lo menos 30 minutos diarios:

- Bayas (especialmente arándanos), melocotones, cerezas, manzanas, albaricoques, naranjas, zumo de limón, pomelo, mandarinas, mandarinas, peras, etc.
- Brócoli, espinaca, verdes de ensalada, batatas, palta, alcachofa, maíz bebé, zanahorias, apio, coliflor, cebollas, etc.
- Granos integrales, avena cortada con acero, avena, quinua, cebada, etc.
- Frijoles negros, judías rojas, garbanzos, lentejas, etc.
- Nueces y semillas que incluyen: nueces, castañas de Cajú, semillas de lino, semillas de sésamo, etc.
- Pescado
- 8 - 10 vasos de agua

Firme Aquí

X_____

94 RECETAS DE COMIDAS Y JUGOS PARA REDUCIR LOS CALAMBRES MUSCULARES

JUGOS

1.   Jugo de Sandía y Banana

Ingredientes:

1 taza de sandía, en cubos

1 banana grande, en trozos

1 gajo mediano de melón dulce

1 nudo de jengibre pequeño, sin piel y en trozos

1 zanahoria mediana, en rodajas

Preparación:

Cortar la parte superior de la sandía. Cortarla por la mitad y remover un gajo grande. Pelarlo y cortarlo en cubos pequeños. Remover las semillas y rellenar un vaso medidor. Reservar el resto en la nevera.

Pelar y trozar la banana. Dejar a un lado.

Cortar el melón dulce por la mitad. Cortar un gajo grande y pelarlo. Trozar y dejar a un lado. Reservar el resto en la nevera.

Pelar el jengibre y trozarlo. Dejar a un lado.

Lavar y pelar la zanahoria. Cortar en rodajas finas y dejar a un lado.

Combinar la sandía, banana, melón dulce, jengibre y zanahoria en una juguera. Pulsar.

Transferir a un vaso y añadir hielo picado antes de servir.

Información nutricional por porción: Kcal: 230, Proteínas: 4.3g, Carbohidratos: 75.8g, Grasas: 1.2g

2.   Jugo de Pepino y Granada

Ingredientes:

1 naranja grande, sin piel

1 pepino grande, en rodajas

1 taza de semillas de granada

1 taza de repollo morado, trozado

1 taza de batatas, en cubos

4 onzas de agua

Preparación:

Lavar el pepino y cortarlo en rodajas gruesas. Dejar a un lado.

Cortar la parte superior de la granada y deslizar hacia las membranas blancas. Remover las semillas a un vaso medidor y dejar a un lado.

Pelar la naranja y dividir en gajos. Dejar a un lado.

Lavar el repollo bajo agua fría. Colar y trozar. Dejar a un lado.

Pelar la batata y cortarla en cubos. Rellenar un vaso medidor y reservar el resto para otro jugo. Dejar a un lado.

Combinar la naranja, semillas de granada, repollo morado, batatas y pepino en una juguera, y pulsar.

Transferir a un vaso y añadir el agua. Agregar algunos cubos de hielo y servir inmediatamente.

Información nutricional por porción: Kcal: 251, Proteínas: 6.8g, Carbohidratos: 73.1g, Grasas: 1.5g

3.   Jugo de Calabaza y Frambuesa

Ingredientes:

1 taza zapallo calabaza, en trozos

1 taza frambuesas

2 tazas cantalupo, en trozos

1 damasco grande, en trozos

1 kiwi grande, sin piel

Preparación:

Pelar el zapallo calabaza y cortarlo por la mitad. Remover las semillas, trozar y dejar a un lado. Reservar el resto.

Lavar las frambuesas bajo agua fría. Dejar a un lado.

Cortar el cantalupo por la mitad. Remover las semillas y pulpa. Cortar dos gajos y pelarlos. Trozar y dejar a un lado. Reservar el resto en la nevera.

Lavar el damasco y cortarlo por la mitad. Remover el carozo y trozar. Dejar a un lado.

Pelar el kiwi y cortarlo por la mitad. Dejar a un lado.

Combinar la calabaza, frambuesas, cantalupo, damascos y kiwi en una juguera.

Transferir a un vaso y agregar hielo antes de servir.

Información nutricional por porción: Kcal: 193, Proteínas: 6.6g, Carbohidratos: 59.1g, Grasas: 2.3g

4. Jugo de Banana y Manzana

Ingredientes:

1 banana grande, en rodajas

1 manzana Dorada Deliciosa pequeña, sin centro

2 tazas arándanos

1 pepino grande, en rodajas

3 onzas agua

Preparación:

Pelar la banana y trozarla. Dejar a un lado.

Lavar la manzana y remover el centro. Trozar y dejar a un lado.

Poner los arándanos en un colador y lavar bajo agua fría. Colar y dejar a un lado.

Lavar el pepino y cortarlo en rodajas gruesas. Dejar a un lado.

Procesar la banana, manzana, arándanos y pepino en una juguera. Transferir a un vaso y agregar hielo antes de servir.

Información nutricional por porción: Kcal: 348, Proteínas: 6g, Carbohidratos: 102g, Grasas: 1.9g

5.   Jugo de Sandía y Arce

Ingredientes:

1 taza de sandía, en cubos

1 cucharada de jarabe de arce

1 taza ciruelas, sin carozo y por la mitad

1 manzana Granny Smith grande, sin centro

3 onzas de agua

Preparación:

Cortar la sandía por la mitad. Para una taza, necesitará un gajo grande. Pelar y trozar. Remover las semillas y dejar a un lado. Reservar el resto para otro jugo.

Lavar las ciruelas y cortarlas por la mitad. Remover los carozos y rellenar un vaso medidor. Dejar a un lado.

Lavar la manzana y remover el centro. Trozar y dejar a un lado.

Combinar la sandía, ciruelas y manzana en una juguera. Pulsar.

Transferir a un vaso y añadir el jarabe de arce y agua. Puede agregar hielo o refrigerar antes de servir.

Información nutricional por porción: Kcal: 335, Proteínas: 4.3g, Carbohidratos: 96.8g, Grasas: 1.6g

6.   Jugo de Frutilla y Manzana

Ingredientes:

1 taza frutillas, en trozos

1 manzana Fuji grande, en trozos

1 taza semillas de granada

1 naranja grande, sin piel

1 taza espinaca fresca

2 onzas agua

Preparación:

Lavar las frutillas bajo agua fría y remover las hojas. Trozar y rellenar un vaso medidor. Dejar a un lado.

Lavar la manzana y remover el centro. Trozar y dejar a un lado.

Cortar la parte superior de la granada y deslizar hacia las membranas blancas. Remover las semillas a un tazón mediano.

Lavar la espinaca y trozarla. Dejar a un lado.

Pelar la naranja y dividir en gajos. Dejar a un lado.

Procesar las frutillas, manzana, semillas de granada, espinaca y naranja en una juguera. Transferir a un vaso y añadir el agua.

Refrigerar 10 minutos antes de servir.

Información nutricional por porción: Kcal: 266, Proteínas: 6.1g, Carbohidratos: 80.8g, Grasas: 2.2g

7. Jugo de Mango y Ciruela

Ingredientes:

1 taza mango, en trozos

3 ciruelas grandes, sin carozo

1 pomelo grande, sin piel

1 manzana verde mediana, sin centro

2 onzas agua de coco

2 cucharadas menta fresca, picada

Preparación:

Pelar el mango y trozarlo. Rellenar un vaso medidor y refrigerar el resto. Dejar a un lado.

Lavar las ciruelas y cortarlas por la mitad. Remover los carozos y trozar. Dejar a un lado.

Pelar el pomelo y dividirlo en gajos. Cortar cada gajo por la mitad y dejar a un lado.

Lavar la manzana y remover el centro. Trozar y dejar a un lado.

Combinar el mango, ciruelas, pomelo y manzana en una juguera. Pulsar. Transferir a un vaso y añadir el agua de coco.

Agregar algunos cubos de hielo y decorar con menta.

Servir inmediatamente.

Información nutricional por porción: Kcal: 211, Proteínas: 9.3g, Carbohidratos: 59.3g, Grasas: 1.5g

8.   Jugo de Melón y Agave

Ingredientes:

1 taza sandía, sin semillas

1 taza melón dulce, en trozos

1 taza semillas de granada

1 taza remolachas, recortadas

2 rábanos medianos, en trozos

1 cucharada néctar de agave

Preparación:

Cortar la sandía por la mitad. Para una taza, necesitará un gajo grande. Pelar y trozar. Remover las semillas y dejar a un lado. Reservar el resto para otro jugo.

Cortar el melón dulce por la mitad. Remover las semillas, cortar los gajos grandes y pelarlos. Trozar y poner en un tazón. Dejar a un lado.

Lavar la remolacha y rábanos, y recortar las partes verdes. Trozar y dejar a un lado.

Cortar la parte superior de la granada y deslizar hacia las membranas blancas. Remover las semillas a un vaso medidor y dejar a un lado.

Combinar la sandía, melón dulce, remolacha y semillas de granada en una juguera. Pulsar.

Transferir a vasos y añadir el néctar de agave.

Agregar hielo y servir.

Información nutricional por porción: Kcal: 167, Proteínas: 13.1g, Carbohidratos: 45.9g, Grasas: 1.5g

9. Jugo de Cereza y Lima

Ingredientes:

1 taza melón dulce, en trozos

1 taza cerezas agrias

1 lima grande, sin piel

1 naranja grande, sin piel

1 cucharada miel

2 onzas agua de coco

Preparación:

Lavar las cerezas y cortarlas por la mitad. Remover los carozos y dejar a un lado.

Pelar la lima y cortarla por la mitad. Dejar a un lado.

Cortar el melón dulce por la mitad. Remover las semillas, cortar un gajo grande y pelarlo. Trozar y poner en un tazón. Reservar el resto en la nevera.

Pelar la naranja y dividir en gajos. Dejar a un lado.

Combinar las cerezas, lima, melón y naranja en una juguera. Transferir a un vaso y añadir la miel y agua de coco.

Agregar hielo y servir inmediatamente.

Información nutricional por porción: Kcal: 276, Proteínas: 4.2g, Carbohidratos: 78.9g, Grasas: 0.7g

10.   Jugo de Limón y Lima

Ingredientes:

2 limones grandes, sin piel

2 limas grandes, sin piel

3 naranjas grandes, sin piel

¼ cucharadita de polvo de jengibre

1 cucharada jarabe de arce

2 onzas agua

Preparación:

Pelar los limones y limas y cortarlos por la mitad. Dejar a un lado.

Pelar las naranjas y dividirlas en gajos. Cortar cada gajo por la mitad y dejar a un lado.

Combinar las naranjas, limones y limas en una juguera.

Transferir a un vaso y añadir la canela, jarabe de arce y agua.

Agregar algunos cubos de hielo y servir inmediatamente.

Información nutricional por porción: Kcal: 246, Proteínas: 6.8g, Carbohidratos: 83.1g, Grasas: 1.1g

11.   Jugo de Naranja y Uva

Ingredientes:

1 naranja sangre grande, sin piel

1 taza uvas negras

1 taza espárragos, recortados

1 limón grande, sin piel

1 lima grande, sin piel

3 onzas agua

Preparación:

Pelar la naranja y dividir en gajos. Dejar a un lado.

Lavar las uvas verdes bajo agua fría. Colar y dejar a un lado.

Lavar los espárragos y recortar las puntas. Trozar y dejar a un lado.

Pelar el limón y lima, y cortarlos por la mitad. Dejar a un lado.

Combinar la naranja, uvas, espárragos, limón y lima en una juguera. Pulsar.

Transferir a un vaso y añadir el agua. Agregar hielo y servir inmediatamente.

Información nutricional por porción: Kcal: 361, Proteínas: 5.1g, Carbohidratos: 109g, Grasas: 1.5g

12.   Jugo de Melón y Cantalupo

Ingredientes:

1 banana grande, en trozos

¼ cucharadita de canela, molida

1 taza melón dulce, en cubos

1 taza cantalupo, en cubos

Preparación:

Pelar la banana y trozarla. Dejar a un lado.

Cortar el melón por la mitad. Para una taza, necesitará un gajo grande. Pelarlo y cortarlo en cubos. Remover las semillas y rellenar un vaso medidor. Reservar el resto en la nevera.

Cortar el cantalupo por la mitad y remover las semillas. Cortar y pelar dos gajos medianos. Rellenar un vaso medidor y reservar el resto.

Combinar la banana, melón y cantalupo en una juguera, y pulsar. Transferir a un vaso y añadir la canela. Refrigerar 5 minutos antes de servir.

Información nutricional por porción: Kcal: 171, Proteínas: 3.4g, Carbohidratos: 47.3g, Grasas: 0.8g

13. Jugo de Sandía y Banana

Ingredientes:

1 taza sandía, en cubos

1 banana mediana, en rodajas

1 taza apio, en trozos

¼ cucharadita de jengibre molido

2 onzas agua

Preparación:

Cortar la sandía por la mitad. Cortar un gajo grande y pelarlo. Trozar y remover las semillas. Rellenar un vaso medidor y reservar el resto en la nevera.

Pelar la banana y cortarla en rodajas. Dejar a un lado.

Lavar el apio y trozarlo. Rellenar un vaso medidor y reservar el resto.

Combinar la sandía, banana y apio en una juguera, y pulsar. Transferir a un vaso y añadir el agua y jengibre.

Agregar hielo y servir inmediatamente.

Información nutricional por porción: Kcal: 147, Proteínas: 2.9g, Carbohidratos: 41.4g, Grasas: 0.8g

14.   Jugo de Canela y Durazno

Ingredientes:

3 duraznos grandes, sin carozo y en trozos

1 taza ananá, sin piel y en trozos

¼ cucharadita de canela, molida

½ taza cantalupo, en trozos

1 onza agua

Preparación:

Lavar los duraznos y cortarlos por la mitad. Remover los carozos y trozar. Dejar a un lado.

Cortar la parte superior del ananá y pelarlo. Trozar y rellenar un vaso medidor. Dejar a un lado.

Cortar el cantalupo por la mitad y remover las semillas. Cortar y pelar dos gajos medianos. Rellenar un vaso medidor y reservar el resto.

Combinar los duraznos, cantalupo y ananá en una juguera, y pulsar. Transferir a un vaso y añadir la canela.

Refrigerar 10 minutos antes de servir.

Información nutricional por porción: Kcal: 237, Proteínas: 5.4g, Carbohidratos: 69.1g, Grasas: 5.4g

15.   Jugo de Sandía y Acelga

Ingredientes:

1 taza sandía, en cubos

2 tazas Acelga, en trozos

1 taza ananá, en trozos

¼ cucharadita de jengibre molido

Preparación:

Cortar la parte superior de la sandía. Cortarla por la mitad y remover un gajo grande. Pelarlo y cortarlo en cubos pequeños. Remover las semillas y rellenar un vaso medidor. Reservar el resto en la nevera.

Lavar la acelga bajo agua fría. Colar y trozar. Dejar a un lado.

Cortar la parte superior del ananá y pelarlo. Trozar y rellenar un vaso medidor. Dejar a un lado.

Combinar la sandía, acelga y ananá en una juguera. Pulsar, transferir a un vaso y añadir el jengibre.

Agregar hielo y servir inmediatamente.

Información nutricional por porción: Kcal: 127, Proteínas: 3.1g, Carbohidratos: 35.8g, Grasas: 0.6g

16.   Jugo de Menta y Manzana

Ingredientes:

1 taza menta fresca, en trozos

1 manzana Granny Smith pequeña, sin centro

1 guayaba grande, en trozos

2 onzas agua

Preparación:

Lavar la menta bajo agua fría. Trozar y dejar a un lado.

Lavar la manzana y cortarla por la mitad. Remover el centro y trozar. Dejar a un lado.

Pelar la guayaba y cortarla por la mitad. Remover las semillas y trozar. Dejar a un lado.

Combinar la menta, manzana y guayaba en una juguera, y pulsar. Transferir a un vaso y añadir el agua.

Refrigerar 5 minutos antes de servir.

Información nutricional por porción: Kcal: 288, Proteínas: 4.4g, Carbohidratos: 91.7g, Grasas: 1.6g

17.   Jugo de Manzana y Granada

Ingredientes:

1 manzana Granny Smith grande, en trozos

1 taza de semillas de granada

1 durazno grande, sin carozo y por la mitad

3 onzas de agua

1 cucharada néctar de agave

Preparación:

Lavar la manzana y cortarla por la mitad. Remover el centro y trozar. Dejar a un lado.

Cortar la parte superior de la granada y deslizar hacia las membranas blancas. Remover las semillas a un vaso medidor y dejar a un lado.

Lavar el durazno y cortarlo por la mitad. Remover el carozo y trozar. Dejar a un lado.

Combinar la manzana, semillas de granada y durazno en una juguera. Pulsar.

Transferir a un vaso y añadir el agua y néctar de agave.

Agregar hielo y servir.

Información nutricional por porción: Kcal: 212, Proteínas: 3.9g, Carbohidratos: 61g, Grasas: 1.8g

18.   Jugo de Pepino y Mango

Ingredientes:

1 taza arándanos

1 taza pepino, en rodajas

1 taza mango, en trozos

1 manzana verde mediana, sin centro

2 onzas agua

Preparación:

Pelar el pepino y cortarlo en rodajas. Rellenar un vaso medidor y reservar el resto.

Lavar el mango y trozarlo. Rellenar un vaso medidor y reservar el resto para otro jugo. Dejar a un lado.

Lavar los arándanos bajo agua fría. Colar y dejar a un lado.

Lavar la manzana y remover el centro. Trozar y dejar a un lado.

Combinar el pepino, mango, arándanos y manzana en una juguera. Pulsar.

Transferir a un vaso y añadir el agua. Agregar hielo antes de servir.

Información nutricional por porción: Kcal: 178, Proteínas: 5.8g, Carbohidratos: 61.5g, Grasas: 1.1g

19.   Jugo de Calabacín y Uvas

Ingredientes:

1 calabacín pequeño, en trozos

1 taza uvas negras

1 pera mediana, en trozos

¼ cucharadita de canela, molida

2 onzas agua

Preparación:

Pelar el calabacín y cortarlo en cubos. Dejar a un lado.

Lavar las uvas y rellenar un vaso medidor. Dejar a un lado.

Lavar la pera y cortarla por la mitad. Remover el centro y trozar. Dejar a un lado.

Combinar el calabacín, uvas y pera en una juguera. Pulsar, transferir a un vaso y añadir la canela y agua.

Agregar hielo picado y servir inmediatamente.

Información nutricional por porción: Kcal: 153, Proteínas: 2.6 g, Carbohidratos: 46.6g, Grasas: 0.9g

20.   Jugo de Manzana y Pepino

Ingredientes:

1 manzana Granny Smith grande, en trozos

1 pepino grande, en rodajas

2 gajos grandes de melón dulce

2 onzas de agua

Preparación:

Lavar y pelar la manzana. Cortarla por la mitad y remover el centro. Trozar y dejar a un lado.

Pelar el pepino. Cortar en rodajas finas y dejar a un lado.

Cortar el melón dulce por la mitad. Remover las semillas. Cortar dos gajos grandes y pelarlos. Trozar y rellenar un vaso medidor. Reservar el resto en la nevera.

Combinar la manzana, pepino y melón dulce en una juguera. Pulsar, transferir a un vaso y añadir el agua.

Agregar hielo antes de servir.

Información nutricional por porción: Kcal: 241, Proteínas: 4.6g, Carbohidratos: 68.1g, Grasas: 1.2g

21.   Jugo de Durazno y Limón

Ingredientes:

1 durazno grande, sin carozo y por la mitad

1 limón grande, sin piel

1 naranja grande, sin piel

1 pepino mediano, en rodajas

1 taza semillas de granada

2 onzas agua

1 cucharada de jarabe de arce

Preparación:

Lavar el durazno y cortarlo por la mitad. Remover el carozo y trozar. Dejar a un lado.

Pelar y cortar el limón por la mitad. Dejar a un lado.

Pelar la naranja y dividir en gajos. Dejar a un lado.

Lavar el pepino y cortarla en rodajas. Dejar a un lado.

Cortar la parte superior de la granada y deslizar hacia las membranas blancas. Remover las semillas a un vaso medidor y dejar a un lado.

Combinar el durazno, limón, naranja, pepino y semillas de granada en una juguera. Pulsar.

Transferir a un vaso y añadir el agua y jarabe de arce.

Refrigerar 5 minutos antes de servir.

Información nutricional por porción: Kcal: 265, Proteínas: 5.6g, Carbohidratos: 63.7g, Grasas: 1.8g

22. Jugo de Rábano y Manzana

Ingredientes:

1 taza rábanos, en trozos

1 manzana mediana, sin piel y en gajos

1 naranja grande, sin piel

1 taza Lechuga romana, en trozos

1 taza berro, en trozos

1 cucharada miel

Preparación:

Lavar los rábanos y recortar las partes verdes. Trozar y rellenar un vaso medidor. Dejar a un lado.

Lavar la manzana y cortarla por la mitad. Remover el centro y trozar. Dejar a un lado.

Pelar la naranja y dividir en gajos. Dejar a un lado.

Lavar la lechuga y berro en un colador. Colar y trozar.

Combinar los rábanos, manzana, naranja, lechuga y berro en una juguera. Pulsar.

Transferir a un vaso y agregar hielo antes de servir.

Información nutricional por porción: Kcal: 150, Proteínas: 7.3g, Carbohidratos: 53.4g, Grasas: 0.8g

23.   Jugo de Manzana y Remolacha

Ingredientes:

1 manzana Dulce Crujiente grande, sin centro

2 remolachas medianas, recortadas

1 pepino grande, en rodajas

1 lima entera, sin piel

¼ cucharadita de polvo de jengibre

Preparación:

Lavar la manzana y remover el centro. Trozar y dejar a un lado.

Lavar la remolacha y recortar las puntas verdes. Trozar y dejar a un lado.

Lavar el pepino y cortarlo en rodajas gruesas. Dejar a un lado.

Pelar la lima y cortarla en cuartos. Dejar a un lado.

Procesar la manzana, remolacha, pepino y lima en una juguera. Transferir a un vaso y agregar hielo antes de servir.

Información nutricional por porción: Kcal: 109, Proteínas: 2.8g, Carbohidratos: 33.6g, Grasas: 0.7g

24.   Jugo de Damasco y Mango

Ingredientes:

1 taza damascos, en rodajas

1 taza mango, en trozos

½ taza agua de coco

1 cucharada jarabe de arce

Preparación:

Lavar los damascos y cortarlos por la mitad. Remover los carozos y trozar. Dejar a un lado.

Pelar el mango y trozarlo. Rellenar un vaso medidor y reservar el resto en la nevera.

Combinar los damascos, mango y agua de coco en una juguera. Pulsar.

Transferir a un vaso y añadir el jarabe de arce.

Agregar algunos cubos de hielo y servir inmediatamente.

Información nutricional por porción: Kcal: 155, Proteínas: 3.6g, Carbohidratos: 43g, Grasas: 1.2g

25.   Jugo de Albahaca y Frambuesas

Ingredientes:

1 taza albahaca fresca, en trozos

2 tazas frambuesas

1 taza remolacha, en trozos

1 manzana Granny Smith grande, sin centro

1 limón entero, sin piel

3 onzas agua

Preparación:

Lavar la albahaca bajo agua fría y trozar. Dejar a un lado.

Lavar las frambuesas bajo agua fría. Colar y dejar a un lado.

Lavar la remolacha y recortar las puntas. Trozar y rellenar un vaso medidor. Reservar los verdes para otro jugo.

Lavar la manzana y cortarla por la mitad. Remover el centro y trozar. Dejar a un lado.

Pelar y cortar el limón por la mitad. Dejar a un lado.

Combinar la albahaca, frambuesas, remolacha, manzana y limón en una juguera. Pulsar.

Agregar el agua y refrigerar 10-15 minutos antes de servir.

Información nutricional por porción: Kcal: 218, Proteínas: 7.5g, Carbohidratos: 76.4g, Grasas: 2.5g

26.   Jugo de Frutilla y Pomelo

Ingredientes:

2 frutillas grandes, en trozos

2 pomelos grandes, sin piel

1 manzana Roja Deliciosa grande, sin centro

1 nudo de jengibre pequeño, sin piel

2 onzas agua de coco

Preparación:

Lavar las frutillas en un colador. Remover las hojas y trozar. Dejar a un lado.

Pelar los pomelos y dividirlos en gajos. Cortar cada gajo por la mitad y dejar a un lado.

Lavar la manzana y cortarla por la mitad. Remover el centro y trozar. Dejar a un lado.

Pelar el nudo de jengibre y dejar a un lado.

Combinar las frutillas, pomelo, manzana y jengibre en una juguera. Pulsar.

Transferir a vasos y añadir el agua de coco. Refrigerar 5 minutos antes de servir.

Información nutricional por porción: Kcal: 302, Proteínas: 4.8g, Carbohidratos: 86.3g, Grasas: 1.7g

27.   Jugo de Damasco y Frambuesas

Ingredientes:

3 damascos enteros, sin carozo

1 taza moras frescas

1 taza frambuesas frescas

1 manzana Fuji grande, sin centro

3 zanahorias grandes, sin piel y en rodajas

Preparación:

Combinar las moras y frambuesas en un colador. Lavar bajo agua fría y colar. Dejar a un lado.

Lavar los damascos y cortarlos por la mitad. Remover los carozos y trozar. Dejar a un lado.

Lavar la manzana y cortarla por la mitad. Remover el centro y trozar.

Lavar y pelar las zanahorias. Cortar en rodajas finas y dejar a un lado.

Combinar los damascos, frambuesas, moras, manzana y zanahorias en una juguera. Pulsar y transferir a un vaso. Añadir el agua y refrigerar 5 minutos antes de servir.

Información nutricional por porción: Kcal: 301, Proteínas: 7.6g, Carbohidratos: 97.4g, Grasas: 2.9g

28. Jugo de Menta y Frutilla

Ingredientes:

1 taza menta fresca, en trozos

1 taza frutillas, en trozos

1 taza palta, sin carozo

1 manzana Dulce Crujiente grande, sin centro y en trozos

1 limón grande, sin piel

1 pepino grande, en rodajas

Preparación:

Lavar la menta y trozarla. Dejar a un lado.

Lavar las frutillas y trozarlas. Dejar a un lado.

Pelar la palta y cortarla por la mitad. Remover el carozo y trozarla. Rellenar un vaso medidor. Reservar el resto.

Lavar la manzana y cortarla por la mitad. Remover el centro y trozar. Dejar a un lado.

Pelar y cortar el limón por la mitad. Dejar a un lado.

Pelar el pepino y cortarlo en rodajas finas. Dejar a un lado.

Combinar la menta, frutillas, palta, limón y pepino en una juguera. Pulsar. Transferir a un vaso y añadir el agua.

Agregar hielo antes de servir.

Información nutricional por porción: Kcal: 376, Proteínas: 8.1g, Carbohidratos: 67.8g, Grasas: 23.3g

29. Jugo de Naranja y Arándanos Agrios

Ingredientes:

1 naranja grande, sin piel

1 taza arándanos agrios frescos

1 taza frutillas frescas

2 onzas agua de coco

Preparación:

Combinar los arándanos agrios y frutillas en un colador. Lavar bajo agua fría. Colar y dejar a un lado.

Pelar la naranja y dividirla en gajos. Cortar cada gajo por la mitad y dejar a un lado.

Combinar los arándanos agrios, frutillas y naranja en una juguera. Pulsar.

Transferir a vasos y añadir el agua de coco.

Agregar hielo y servir inmediatamente.

Información nutricional por porción: Kcal: 137, Proteínas: 3.2g, Carbohidratos: 46.6g, Grasas: 0.8g

30. Jugo de Uva y Remolacha

Ingredientes:

1 taza uvas negras

1 taza remolachas, recortadas y en rodajas

1 naranja sangre grande, sin piel

1 damasco entero, sin carozo

1 cucharada agua de coco

Preparación:

Lavar las uvas y remover las ramas. Dejar a un lado.

Lavar la remolacha y recortar las partes verdes. Cortar en rodajas y rellenar un vaso medidor. Reservar el resto.

Pelar la naranja y dividirla en gajos. Cortar cada gajo por la mitad y dejar a un lado.

Lavar el damasco y cortarlo por la mitad. Remover el carozo y trozar. Dejar a un lado.

Combinar las uvas, remolacha, naranja y damascos en una juguera, y pulsar. Transferir a un vaso y añadir el agua de coco.

Agregar hielo y servir inmediatamente.

Información nutricional por porción: Kcal: 184, Proteínas: 4.9g, Carbohidratos: 54.3g, Grasas: 0.9g

31. Jugo de Banana y Damasco

Ingredientes:

1 banana mediana, en rodajas

3 damascos enteros, en trozos

1 tallo de apio mediano, en trozos

1 manzana Fuji pequeña, en trozos

1 cucharadita de jarabe de arce

1 onza agua

Preparación:

Pelar la banana y trozarla. Dejar a un lado.

Lavar los damascos y cortarlos por la mitad. Remover los carozos y trozar. Dejar a un lado.

Lavar el tallo de apio y trozarlo. Dejar a un lado.

Lavar la manzana y cortarla por la mitad. Remover el centro y trozar. Dejar a un lado.

Combinar la banana, damascos, apio y manzana en una juguera, y pulsar. Transferir a un vaso y añadir el jarabe de arce. Agregar hielo.

Servir inmediatamente.

Información nutricional por porción: Kcal: 185, Proteínas: 3.6g, Carbohidratos: 68.8g, Grasas: 1.6g

32.   Jugo de Remolacha y Zanahoria

Ingredientes:

1 taza remolachas, recortadas

1 zanahoria grande, en rodajas

1 taza palta, en trozos

1 nudo de jengibre pequeño, de 1 pulgada

2 onzas agua

Preparación:

Recortar las partes verdes de la remolacha. Pelar y cortar en rodajas finas. Rellenar un vaso medidor y reservar el resto en la nevera.

Lavar y pelar la zanahoria. Trozar y dejar a un lado.

Pelar la palta y cortarla por la mitad. Remover el carozo y trozar. Rellenar un vaso medidor y reservar el resto en la nevera.

Pelar el nudo de jengibre y trozarlo. Dejar a un lado.

Combinar la remolacha, zanahoria, palta y jengibre en una juguera. Pulsar. Transferir a un vaso y añadir el agua. Refrigerar 5-10 minutos antes de servir.

Información nutricional por porción: Kcal: 265, Proteínas: 5.9g, Carbohidratos: 33.4g, Grasas: 21.8g

33. Jugo de Cantalupo y Naranja

Ingredientes:

1 taza cantalupo, en trozos

1 naranja grande, sin piel

1 ciruela entera, en trozos

1 taza menta fresca, en trozos

¼ cucharadita de jengibre molido

Preparación:

Cortar el cantalupo por la mitad. Remover las semillas y pulpa. Cortar y pelar un gajo grande. Trozar y rellenar un vaso medidor. Reservar el resto en la nevera.

Pelar la naranja y dividirla en gajos. Cortar cada gajo por la mitad y dejar a un lado.

Lavar la ciruela y cortarla por la mitad. Remover el carozo y trozar. Dejar a un lado.

Lavar la menta bajo agua fría. Trozar y dejar a un lado.

Combinar el cantalupo, naranja, ciruela y menta en una juguera, y pulsar. Transferir a un vaso y añadir el jengibre.

Agregar hielo y servir inmediatamente.

Información nutricional por porción: Kcal: 151, Proteínas: 4.4g, Carbohidratos: 45.6g, Grasas: 0.9g

34.   Jugo de Manzana y Frutillas

Ingredientes:

1 taza moras

1 manzana Dulce Crujiente mediana, sin centro y en trozos

1 taza frutillas, en trozos

1 pera grande, en trozos

¼ cucharadita de canela, molida

1 onza agua

Preparación:

Lavar la manzana y cortarla por la mitad. Remover el centro y trozar. Dejar a un lado.

Lavar las frutillas y remover las hojas. Trozar y rellenar un vaso medidor. Reservar el resto en la nevera.

Lavar las moras. Colar y trozar.

Lavar la pera y cortarla por la mitad. Remover el centro y trozar. Dejar a un lado.

Combinar la manzana, frutillas, moras y pera en una juguera, y pulsar. Transferir a un vaso y añadir la canela.

Refrigerar 10 minutos antes de servir.

Información nutricional por porción: Kcal: 246, Proteínas: 4.2g, Carbohidratos: 82.1g, Grasas: 1.7g

35.   Jugo de Granada y Limón

Ingredientes:

1 taza semillas de granada

1 limón entero, sin piel

1 taza espinaca fresca, en trozos

2 onzas agua

Preparación:

Cortar la parte superior de la granada y deslizar hacia las membranas blancas. Remover las semillas a un vaso medidor y dejar a un lado.

Pelar y cortar el limón por la mitad. Dejar a un lado.

Lavar la espinaca bajo agua fría. Colar y trozar. Dejar a un lado.

Combinar las semillas de granada, espinaca y limón en una juguera, y pulsar.

Transferir a un vaso y añadir el agua. Agregar hielo y servir inmediatamente.

Información nutricional por porción: Kcal: 195, Proteínas: 10.2g, Carbohidratos: 56.1g, Grasas: 2.1g

36.   Jugo de Manzana y Guayaba

Ingredientes:

1 manzana Granny Smith pequeña, sin centro y en trozos

1 guayaba entera, en trozos

1 taza frutillas, en trozos

1 limón entero, sin piel y por la mitad

¼ cucharadita de canela, molida

2 onzas agua

Preparación:

Lavar la manzana y cortarla por la mitad. Remover el centro y trozar. Dejar a un lado.

Pelar la guayaba y cortarla por la mitad. Remover las semillas y lavarla. Trozar y dejar a un lado.

Lavar las frutillas y remover las ramas. Trozar y rellenar un vaso medidor. Reservar el resto en la nevera. Dejar a un lado.

Pelar y cortar el limón por la mitad. Dejar a un lado.

Combinar la manzana, guayaba, frutillas y limón en una juguera, y pulsar. Transferir a un vaso y añadir la canela y agua.

Refrigerar 5 minutos antes de servir.

Información nutricional por porción: Kcal: 136, Proteínas: 3.6g, Carbohidratos: 43.9g, Grasas: 1.3g

37.   Jugo de Banana y Arándanos

Ingredientes:

1 banana grande, sin piel

1 taza arándanos

1 taza cerezas, sin carozo

1 limón entero, sin piel

1 manzana Fuji pequeña, sin centro

¼ cucharadita de polvo de canela

Preparación:

Pelar la banana y trozarla. Dejar a un lado.

Lavar y colar los arándanos. Dejar a un lado.

Lavar las cerezas y cortarlas por la mitad. Remover los carozos y dejar a un lado.

Pelar y cortar el limón por la mitad. Dejar a un lado.

Lavar la manzana y cortarla por la mitad. Remover el centro y trozar. Dejar a un lado.

Combinar la banana, arándanos, cerezas, limón y manzana en una juguera, y pulsar. Transferir a un vaso y añadir la canela.

Agregar hielo y servir inmediatamente.

Información nutricional por porción: Kcal: 340, Proteínas: 5.5g, Carbohidratos: 102g, Grasas: 1.7g

38.　　Jugo de Damascos y Banana

Ingredientes:

3 damascos enteros, en trozos

1 banana grande, en trozos

2 kiwis enteros, sin piel y por la mitad

1 manzana Dulce Crujiente mediana, sin centro y en trozos

Preparación:

Lavar los damascos y cortarlos por la mitad. Remover los carozos y trozar. Dejar a un lado.

Pelar la banana y trozarla. Dejar a un lado.

Pelar el kiwi y cortarlo por la mitad. Dejar a un lado.

Lavar la manzana y cortarla por la mitad. Remover el centro y trozar. Dejar a un lado.

Combinar los damascos, banana, kiwi y manzana en una juguera, y pulsar. Transferir a un vaso y añadir hielo.

Servir inmediatamente.

Información nutricional por porción: Kcal: 313, Proteínas: 5.4g, Carbohidratos: 91g, Grasas: 1.9g

39. Jugo de Ananá y Lima

Ingredientes:

1 taza ananá, en trozos

1 lima entera, sin piel

1 taza moras

1 banana grande, en rodajas

2 onzas agua

Preparación:

Cortar la parte superior del ananá. Pelar y cortar en rodajas finas. Rellenar un vaso medidor y reservar el resto en la nevera.

Pelar la lima y cortarla por la mitad. Dejar a un lado.

Poner las moras en un colador pequeño, y lavar bajo agua fría. Colar y dejar a un lado.

Pelar y cortar la banana en rodajas finas. Dejar a un lado.

Combinar el ananá, lima, moras y banana en una juguera. Pulsar. Transferir a un vaso y añadir hielo antes de servir.

Información nutricional por porción: Kcal: 222, Proteínas: 4.5g, Carbohidratos: 70.2g, Grasas: 1.4g

40.   Jugo de Espárragos y Naranja

Ingredientes:

1 taza espárragos, recortados

3 naranjas sangre medianas, sin piel y en gajos

1 manzana Fuji grande, sin centro

¼ cucharadita de jengibre molido

2 onzas agua

Preparación:

Lavar los espárragos bajo agua fría. Recortar las puntas, trozar y dejar a un lado.

Pelar las naranjas y dividirla en gajos. Dejar a un lado.

Lavar la manzana y remover el centro. Trozar y dejar a un lado.

Combinar los espárragos, naranjas y manzana en una juguera, y pulsar. Transferir a un vaso y añadir el jengibre y agua.

Refrigerar 10 minutos antes de servir.

Información nutricional por porción: Kcal: 316, Proteínas: 9.1g, Carbohidratos: 98.1g, Grasas: 1.2g

41.   Jugo de Brócoli y Limón

Ingredientes:

1 taza brócoli, en trozos

1 limón entero, sin piel

1 pepino grande, en rodajas

1 taza palta, en trozos

1 lima grande, sin piel

1 onza agua

Preparación:

Lavar el brócoli bajo agua fría. Trozar y rellenar un vaso medidor. Dejar a un lado.

Pelar el limón y lima. Cortarlos por la mitad. Dejar a un lado.

Pelar el pepino y cortarlo en rodajas gruesas. Dejar a un lado.

Pelar la palta y cortarla por la mitad. Remover el carozo y trozar. Dejar a un lado.

Combinar brócoli, limón, pepino, palta y lima en una juguera. Pulsar. Transferir a vasos y añadir el agua.

Agregar hielo y servir inmediatamente.

Información nutricional por porción: Kcal: 281, Proteínas: 8.3g, Carbohidratos: 38.8g, Grasas: 22.8g

42.   Jugo de Naranja y Pepino

Ingredientes:

2 naranjas grandes, sin piel

1 pepino grande, sin piel

1 taza brócoli, en trozos

1 zanahoria grande, en rodajas

1 onza agua

Preparación:

Pelar las naranjas y dividirla en gajos. Dejar a un lado.

Lavar el pepino y cortarlo en rodajas finas. Dejar a un lado.

Lavar el brócoli y recortar las hojas externas. Trozar y rellenar un vaso medidor. Reservar el resto en la nevera.

Combinar naranjas, pepino, brócoli y zanahoria en una juguera, y pulsar.

Transferir a un vaso y añadir el agua.

Agregar algunos cubos de hielo y servir inmediatamente.

Información nutricional por porción: Kcal: 68, Proteínas: 2.3g, Carbohidratos: 19.7g, Grasas: 0.1g

43. Jugo de Manzana y Limón

Ingredientes:

1 manzana Granny Smith grande, sin centro

1 limón entero, sin piel

3 tallos de apio medianos, en trozos

½ taza cilantro fresco, en trozos

¼ cucharadita de polvo de jengibre

1 cucharadita de jarabe de arce

Preparación:

Lavar la manzana y cortarla por la mitad. Remover el centro y trozar. Dejar a un lado.

Pelar y cortar el limón por la mitad. Dejar a un lado.

Lavar el apio y trozarlo. Dejar a un lado.

Combinar la manzana, limón, apio y cilantro en una juguera. Pulsar. Transferir a vasos y añadir el jengibre y jarabe de arce.

Agregar algunos cubos de hielo y servir inmediatamente.

Información nutricional por porción: Kcal: 153, Proteínas: 2.3g, Carbohidratos: 38.4g, Grasas: 0.2g

44.   Jugo de Banana y Granada

Ingredientes:

1 banana grande, en trozos

1 taza semillas de granada

1 manzana Dulce Crujiente mediana, sin centro

1 cucharada néctar de agave

1 onza agua

Preparación:

Pelar la banana y trozarla. Dejar a un lado.

Cortar la parte superior de la granada y deslizar hacia las membranas blancas. Remover las semillas a un vaso medidor y dejar a un lado.

Lavar la manzana y cortarla por la mitad. Remover el centro y trozar. Dejar a un lado.

Combinar la banana, semillas de granada y manzana en una juguera. Pulsar. Transferir a un vaso y añadir el néctar de agave y agua.

Servir frío.

Información nutricional por porción: Kcal: 243, Proteínas: 3.6g, Carbohidratos: 70.1g, Grasas: 1.8g

45.   Jugo de Alcachofas y Cerezas

Ingredientes:

1 taza alcachofas, en trozos

1 taza cerezas frescas, sin carozo

1 limón entero, sin piel

1 manzana Fuji mediana, sin centro

¼ cucharadita de canela, molida

Preparación:

Lavar la alcachofa y recortar las hojas externas. Trozar y rellenar un vaso medidor. Reservar el resto en la nevera.

Lavar las cerezas bajo agua fría. Cortarlas por la mitad y remover los carozos. Dejar a un lado.

Pelar y cortar el limón por la mitad. Dejar a un lado.

Lavar la manzana y cortarla por la mitad. Remover el centro y trozar. Dejar a un lado.

Combinar la alcachofa, cerezas, limón y manzana en una juguera, y pulsar. Transferir a un vaso y añadir la canela.

Refrigerar 10 minutos antes de servir.

Información nutricional por porción: Kcal: 205, Proteínas: 7.2g, Carbohidratos: 66.2g, Grasas: 0.9g

46.   Jugo de Zanahoria y Apio

Ingredientes:

1 zanahoria mediana, en rodajas

1 taza apio, en trozos

1 tomate Roma pequeño, en trozos

1 taza espinaca fresca, en trozos

¼ cucharadita de sal

¼ cucharadita de vinagre balsámico

Preparación:

Lavar y pelar la zanahoria. Cortar en rodajas finas y dejar a un lado.

Lavar y trozar el apio. Dejar a un lado.

Lavar el tomate y ponerlo en un tazón pequeño. Trozar y reservar el jugo. Dejar a un lado.

Lavar la espinaca bajo agua fría. Trozar y dejar a un lado.

Combinar la zanahoria, apio, tomate y espinaca en una juguera, y pulsar. Transferir a un vaso y añadir la sal, vinagre y jugo de tomate.

Refrigerar 20 minutos antes de servir.

Información nutricional por porción: Kcal: 72, Proteínas: 8.4g, Carbohidratos: 21.2g, Grasas: 1.4g

47.   Jugo de Manzana y Sandía

Ingredientes:

1 manzana Granny Smith mediana, sin centro y en trozos

1 taza sandía, en cubos

1 durazno grande, sin carozo y en trozos

1 banana, sin piel y en rodajas

¼ cucharadita de canela, molida

Preparación:

Lavar la manzana y cortarla por la mitad. Remover el centro y trozar. Dejar a un lado.

Cortar la sandía por la mitad. Cortar un gajo grande y reservar el resto en la nevera. Pelarlo y cortarlo en cubos. Remover las semillas y llenar un vaso medidor. Dejar a un lado.

Lavar el durazno y cortarlo por la mitad. Remover el carozo y trozar. Dejar a un lado.

Pelar y cortar la banana en rodajas finas. Dejar a un lado.

Combinar la sandía, durazno, manzana y banana en una juguera, y pulsar. Transferir a un vaso y añadir la canela.

Añadir hielo y servir inmediatamente.

Información nutricional por porción: Kcal: 260, Proteínas: 4.4g, Carbohidratos: 73.9g, Grasas: 1.3g

48.   Jugo de Uva y Espinaca

Ingredientes:

1 taza uvas negras

1 taza espinaca fresca, en trozos

1 taza brócoli, en trozos

1 manzana Granny Smith pequeña, sin centro

1 cucharada menta fresca, picada

Preparación:

Lavar las uvas bajo agua fría y remover las ramas. Dejar a un lado.

Lavar el brócoli y espinaca bajo agua fría. Colar y trozar la espinaca. Recortar las hojas externas del brócoli y trozarlo. Rellenar un vaso medidor y dejar a un lado.

Lavar la manzana y cortarla por la mitad. Remover el centro y trozar. Dejar a un lado.

Combinar las uvas, espinaca, brócoli y manzana en una juguera, y pulsar. Transferir a un vaso y rociar con menta fresca.

Refrigerar 10 minutos antes de servir.

Información nutricional por porción: Kcal: 176, Proteínas: 9.8g, Carbohidratos: 49.5g, Grasas:1.7g

49. Jugo de Palta y Lechuga

Ingredientes:

1 taza palta, en trozos

1 taza Lechuga iceberg, en trozos

1 zanahoria grande, en trozos

1 taza verdes de ensalada, en trozos

1 pepino, en rodajas

¼ cucharadita de jengibre molido

Preparación:

Pelar la palta y cortarla por la mitad. Remover el carozo y trozar. Rellenar un vaso medidor y reservar el resto en la nevera.

Lavar y pelar la zanahoria. Cortar en rodajas finas y dejar a un lado.

Poner la lechuga y verdes de ensalada en un colador grande. Lavar bajo agua fría. Colar y trozar. Dejar a un lado.

Lavar el pepino y cortarlo en rodajas finas. Rellenar un vaso medidor y reservar el resto. Dejar a un lado.

Combinar la palta, lechuga, zanahoria, verdes de ensalada y pepino en una juguera, y pulsar. Transferir a un vaso y añadir el jengibre.

Refrigerar 5 minutos antes de servir.

Información nutricional por porción: Kcal: 271, Proteínas: 7.3g, Carbohidratos: 34.1g, Grasas: 22.8g

COMIDAS

1.   Pastel de Papa

Ingredientes:

- 3 papas medianas, peladas y ralladas

- 6 onzas de queso cheddar, desmenuzado

- 1 taza de leche descremada

- 1 cebolla mediana, en cubos

- ½ cucharadita de sal

- ¼ cucharadita de pimienta negra, molida

- 2 huevos grandes

- 1 cucharada de aceite vegetal

Preparación:

Precalentar el horno a 350°F.

Combinar las papas y queso en un tazón grande. Revolver bien y esparcir en una fuente previamente engrasada. Presionar para formar una costra.

Combinar los huevos y cebolla y revolver bien. Verter sobre la costra y hornear por 45 minutos. Remover del horno y dejar reposar 5 minutos.

Cubrir con queso rallado para más calcio y servir.

Información nutricional por porción: Kcal: 209, Proteínas: 17.6g, Carbohidratos: 26.8g, Grasas: 10.3g

2. Batido de Bayas Mixtas

Ingredientes:

- ¼ taza de frutillas, trozadas

- ¼ taza de frambuesas congeladas

- ¼ taza de arándanos congelados

- 1 cucharada de miel

- 1 cucharadita de jugo de limón

Preparación:

Combinar todos los ingredientes en una licuadora y pulsar hasta que esté suave. Transferir a vasos.

Servir con cubos de hielo o refrigerar por una hora antes de servir.

Información nutricional por porción: Kcal: 163, Proteínas: 2.1g, Carbohidratos: 42.7g, Grasas: 0.2g

3.   Perca con Pasta

Ingredientes:

- 1 libra de perca, sin hueso y en cubos (puede ser reemplazado con otro pescado blanco)
- 8 onzas de pasta
- 2 tazas de salsa de tomate
- 2 cucharadas de aceite de oliva
- 2 cucharadas de jugo de limón
- 1 cucharadita de vinagre balsámico
- 1 diente de ajo, aplastado
- 1 cucharadita de mix de sazón vegetal
- 2 cucharadas de perejil fresco, en trozos finos

Preparación:

Usar las instrucciones del paquete para preparar la pasta. Colar bien y dejar a un lado.

Calentar el aceite en una sartén grande a fuego medio/alto. Añadir el ajo y saltear por 2 minutos, o hasta que trasluzca. Agregar el pescado trozado y sazonar con pimienta, mix de sazón vegetal y jugo de limón. Cocinar hasta que esté casi listo. Añadir la salsa de tomate y reducir el fuego al mínimo. Hervir por 10-15 minutos. Remover del fuego.

Añadir la pasta a la sartén. Revolver bien hasta cubrir con la salsa y jugos. Rociar con vinagre y perejil fresco. Servir.

Información nutricional por porción: Kcal: 277, Proteínas: 23.9g, Carbohidratos: 22.5g, Grasas: 10.2g

4.   Ensalada de Espinaca

Ingredientes:

- 8 onzas de espinaca, en trozos

- 8 onzas de frutillas, por la mitad

- 1 cebolla morada mediana, en rodajas

- 1 pepino mediano, en rodajas

- 2 cucharadas de almendras, trozadas

- 2 cucharadas de jugo de limón

- 1 cucharada de vinagre de sidra de manzana

- 1 cucharada de aceite de oliva

- 1 cucharada de miel

- ¼ cucharadita de sal

Preparación:

Combinar el jugo de limón, vinagre, aceite, miel y sal en un tazón. Revolver bien y dejar a un lado para que los sabores se mezclen.

Combinar la espinaca, frutillas, cebolla, pepino y almendras en un tazón de ensalada grande. Rociar con el aderezo y mezclar bien antes de servir.

Información nutricional por porción: Kcal: 142, Proteínas: 4.3g, Carbohidratos: 21.7g, Grasas: 7.2g

5. Batido de Chocolate y Arándanos Agrios

Ingredientes:

- ¼ taza de chips de chocolate

- ½ taza de leche descremada

- 6 onzas de yogurt de vainilla

- 1 taza de arándanos agrios frescos

Preparación:

Combinar todos los ingredientes en una procesadora. Pulsar por 1 minuto. Transferir a vasos y añadir hielo. Puede usar arándanos congelados en vez de hielo.

Cubrir con chocolate amargo rallado.

Información nutricional por porción: Kcal: 461, Proteínas: 13.1g, Carbohidratos: 71.7g, Grasas: 10.3g

6.   Pimientos Amarillos

Ingredientes:

- 10 pimientos amarillos dulces
- 1 libra de carne molida
- ¼ taza de harina común
- ½ taza de Queso suizo, rallado
- 1 cebolla mediana, trozadas
- 1 cucharadita de aceite vegetal
- 1 huevo grande
- ¼ cucharadita de pimienta negra, molida

Preparación:

Precalentar el horno a 350°F.

Calentar el aceite en una sartén grande a fuego medio/alto. Añadir la cebolla y freír hasta que dore. Agregar la carne y cocinar hasta que esté bien marrón. Añadir el queso y cocinar 2 minutos más. Remover del fuego y dejar reposar.

Limpiar los pimientos, removiendo las partes superiores e inferiores. Rellenarlos con la mezcla de carne.

Batir el huevo y combinar con la pimienta en un tazón. Remojar los pimientos rellenos en la mezcla de huevo. Cubrir con harina, remojar nuevamente y volver a cubrir.

Rociar una fuente de hornear con aceite vegetal y hornear los pimientos por 20 minutos.

Cubrir con crema agria, aunque esto es opcional.

Información nutricional por porción: Kcal: 385, Proteínas: 29.3g, Carbohidratos: 18.3g, Grasas: 15.4g

7.   Sopa de Papa

Ingredientes:

- 3 papas medianas, peladas y en puré
- 3 cucharadas de Queso parmesano, rallado
- ½ taza de apio, en trozos finos
- 1 cucharadita de perejil fresco, en trozos finos
- 1 cebolla mediana, en rodajas
- 1 zanahoria mediana, en rodajas
- 12 onzas de caldo de pollo
- 4 onzas de leche, sin grasa
- 1 cucharada de harina común
- 1 cucharadita de sal

Preparación:

Combinar todos los ingredientes en una olla a presión, excepto el queso y leche. Tapar y cocinar por 7 horas a fuego medio.

Combinar la harina y leche en un tazón y batir bien. Verter

dentro de la olla y rociar con queso rallado. Cocinar por otros 20 minutos sin tapa.

Servir caliente.

Información nutricional por porción: Kcal: 324, Proteínas: 5.3g, Carbohidratos: 28.3g, Grasas: 7.3g

8.   Croquetas de Salmón

Ingredientes:

- 12 onzas de salmón silvestre, sin piel ni hueso

- 3 cucharadas de pan rallado

- 2 rebanadas de pan integral

- 5 cucharadas de mayonesa

- 1 cebolla mediana, trozadas

- 1 pimiento mediano, trozadas

- ½ cucharadita de sal

- ¼ cucharadita de pimienta negra, molida

Preparación:

Precalentar el horno a 400°F.

Combinar todos los ingredientes, excepto el pan rallado, en un tazón grande. Revolver bien para combinar. Usando sus manos, formar las croquetas y cubrir bien con pan rallado.

Poner papel de hornear sobre una fuente y hornear las croquetas por 20 minutos.

Servir caliente.

Información nutricional por porción: Kcal: 137, Proteínas: 15.3g, Carbohidratos: 10.4g, Grasas: 11.3g

9.   Magdalenas de Calabaza

Ingredientes:

- 2 tazas de mezcla de pastel de calabaza
- 1 taza de harina, de trigo sarraceno
- ¼ taza de leche, baja en grasa
- 2 cucharadas de harina de avena
- 2 huevos grandes
- ½ taza de salsa de manzana
- ¼ taza de pasas de uva
- ½ taza de nueces, en trozos finos
- 1 cucharadita de polvo de hornear
- 1 cucharadita de extracto de vainilla
- 1 cucharada de manteca
- 1 cucharadita de bicarbonato de sodio

Preparación:

Precalentar el horno a 350°F.

Mezclar la harina, polvo de hornear, avena y bicarbonato en un tazón grande. Añadir la calabaza y revolver bien. Dejar a un lado.

Combinar las pasas de uvas, nueces, leche, manteca, salsa de manzana y extracto de vainilla en un tazón. Revolver bien. Combinar ambas mezclas.

Rellenar moldes de magdalenas levemente engrasados con la mezcla y llevar al horno.

Hornear por 25 minutos y remover. Dejar reposar por 15 minutos y servir.

Cubrir con chocolate o canela.

Información nutricional por porción: Kcal: 172, Proteínas: 2.4g, Carbohidratos: 38.8g, Grasas: 8.9g

10. Omelette de Gouda Ahumado

Ingredientes:

- 3 cucharadas de queso gouda ahumado, rallado

- 1 huevo de corral

- 4 claras de huevo

- 1 cebolla mediana, en rodajas

- 1 cucharadita de mostaza amarilla

- 2 cucharadas de leche descremada

- 2 cucharadita de aceite vegetal

Preparación:

Precalentar 1 cucharadita de aceite en una sartén grande a fuego medio/alto. Añadir la cebolla y freír hasta que trasluzca. Puede agregar 1 cucharada de agua para obtener más jugo. Transferir a un tazón y añadir la mostaza. Dejar a un lado.

Calentar el aceite restante a fuego medio. Mientras tanto, combinar la leche, huevo y claras. Batir bien y verter la mezcla en la sartén. Cocinar hasta que estén casi listos.

Esparcir la cebolla y gouda sobre una mitad del omelette. Doblar la otra mitad y cocinar por 2 minutos más. Remover del fuego y cortar. Servir.

Información nutricional por porción: Kcal: 201, Proteínas: 13.5g, Carbohidratos: 18.7g, Grasas: 8.8g

11.   Sopa de Puerro y Zanahoria

Ingredientes:

-   1 taza de puerros, trozadas

-   1 papa mediana, pelada y en rodajas

-   2 zanahorias medianas, en rodajas

-   1 taza de caldo de pollo

-   2 tazas de leche descremada

-   1 taza de maíz, congelado

-   2 cucharadas de perejil fresco, en trozos finos

-   ½ cucharadita de sal

-   ¼ cucharadita de pimienta negra, molida

Preparación:

Mezclar los puerros, papas y zanahorias en una olla profunda. Añadir el caldo vegetal y rociar con sal y pimienta. Cubrir y cocinar por 10-15 minutos, o hasta que ablanden.

Añadir el maíz y leche y hervir por 5 minutos. Remover del fuego y transferir a tazones.

Rociar con perejil y servir.

Información nutricional por porción: Kcal: 241, Proteínas: 13.2g, Carbohidratos: 43.6g, Grasas: 8.3g

12.   Pez Gato con Nueces pecanas

Ingredientes:

- 1 libra de filetes de pez gato

- 1 taza de nueces pecanas, molidas

- ½ taza de leche descremada

- 1 cucharada de aceite de oliva

- 6 cucharadas de Mostaza de Dijon

- 1 cucharada de jugo de limón

- 3 papas medianas, peladas y en cubos

Preparación:

Precalentar el horno a 400°F.

Poner las papas en una olla con agua hirviendo. Rociar con sazón de vegetales y cocinar hasta que ablanden. Colar y dejar a un lado.

Combinar la mostaza y leche en un tazón. Sumergir los filetes de pescado en la mezcla y cubrir con nueces pecanas. Poner los filetes en una fuente engrasada y llevar al horno. Hornear por 10-12 minutos. Remover del horno y servir con papas.

Rociar las papas con jugo de limón.

Información nutricional por porción: Kcal: 438, Proteínas: 24.4g, Carbohidratos: 25.7g, Grasas: 38.3g

13. Batido de Palta y Papaya

Ingredientes:

- 1 papaya, trozadas

- ½ palta, trozadas

- 1 taza de yogurt entero, sin grasa

- 1 cucharadita de extracto de coco

- 1 cucharadita de linaza, molidas

Preparación:

Combinar todos los ingredientes en una procesadora excepto la linaza. Pulsar por 1 minuto o hasta que esté suave. Transferir a vasos y cubrir con linaza. Refrigerar por 30 minutos antes de servir.

Información nutricional por porción: Kcal: 380, Proteínas: 15.1g, Carbohidratos: 68.2g, Grasas: 10.7g

14.   Filetes de atún

Ingredientes:

- 4 filetes de atún, de 6 onzas cada uno
- ½ cucharadita de ralladura de lima, finamente rallada
- 1 diente de ajo, aplastado
- 2 cucharaditas de aceite de oliva
- 1 cucharadita de comino, molidas
- 1 cucharadita de cilantro, molidas
- ¼ cucharadita de pimienta negra, molida
- 1 cucharada jugo de lima

Para el aderezo de palta:

- 1 cucharada de cilantro fresco, trozadas
- 1 palta pequeña, sin carozo, sin piel y en trozos
- 1 cebolla morada pequeña, en trozos finos

Preparación:

Remover la piel de los filetes de atún, lavar y secar con papel de cocina.

En un tazón pequeño, mezclar la ralladura de lima, ajo, aceite de oliva, comino, cilantro y pimienta para hacer una pasta.

Esparcir la pasta en ambos lados del atún. Cocinar por 5 minutos, dándolos vuelta una vez, en una parrilla con papel aluminio a fuego alto. Cocinar por otros 4-5 minutos, secar con papel de cocina y transferir a una fuente para servir.

Rociar el jugo de lima y cilantro fresco sobre el pescado cocido. Servir los filetes de atún con aderezo de palta y gajos de lima y tomate.

Aderezo de palta:

Para hacer el aderezo de palta, pelar y trozar pequeño una palta madura. Mezclar con una cucharada de jugo de lima, 1 cucharada de cilantro picado, 1 cebolla morada pequeña y mango o tomate fresco. Sazonar a gusto.

Información nutricional por porción: Kcal: 239, Proteínas: 42.3g, Carbohidratos: 0.5g, Grasas: 8.4g

15. Chile y Frijoles Vegetarianos

Ingredientes:

- 2 chiles rojos pequeños frescos, en trozos finos

- 1 pimiento verde mediano, en cubos

- 14 onzas lata de frijoles rojos, lavados

- 14 onzas lata de tomates, en cubos

- 4 onzas de salsa de pasta de tomate

- 1 cucharada de aceite vegetal

- 2 dientes de ajo, aplastados

Preparación:

Calentar el aceite en una sartén y cocinar el ajo y cebolla por 3 minutos, o hasta que dore.

Añadir los ingredientes restantes, hervir y reducir el fuego al mínimo. Cocinar por 15 minutos o hasta que espese.

Información nutricional por porción: Kcal: 190, Proteínas: 9.4g, Carbohidratos: 34.5g, Grasas: 1.6g

16.   Strudel de Vegetales

Ingredientes:

- 1 berenjena grande

- 1 pimiento rojo mediano, trozadas

- 3 calabacines, en rodajas longitudinales

- 2 cucharadas de aceite de oliva

- 6 hojas de pasta filo

- 1¾ onzas hojas de espinaca bebé inglesa

- 2 onzas de queso feta, en rodajas

Preparación:

Rebanar las berenjenas longitudinalmente. Rociar con sal y dejar reposar 20 minutos (para quitar la amargura). Lavar bien y secar.

Cortar el pimiento en piezas largas y poner con la piel hacia arriba en un grill hasta que se ponga negra. Llevar a una bolsa plástica y quitar la piel. Cepillar la berenjena y calabacín con aceite de oliva y grillar por 5-10 minutos, o hasta que doren. Dejar reposar. Precalentar el horno a 375°F.

Cepillar una hoja de pasta filo con aceite de oliva, y ponerlas una encima de la otra. Poner la mitad de las rodajas de berenjena en el centro y cubrir con capas de calabacín, pimiento, espinaca y queso feta. Repetir hasta que se usen los vegetales.

Asegurar las puntas de la pasta y enrollar. Cepillar con aceite, poner en una fuente y hornear por 35 minutos, hasta que dore.

Información nutricional por porción: Kcal: 287, Proteínas: 16.3g, Carbohidratos: 38.2g, Grasas: 2.8g

17.   Champiñones de Campo Rellenos

Ingredientes:

- 4 champiñones de campo grandes

- 1 onza de manteca

- 1 puerro, en rodajas

- 3 dientes de ajo, aplastados

- 2 cucharadita de semillas de comino

- 1 cucharaditas cilantro fresco, molidas

- ¼ cucharadita de polvo de chile

- 2 tomates medianos, trozadas

- 2 tazas de vegetales mixtos, congelado

- ½ taza de arroz blanco, pre cocido

- 1 onza de Queso cheddar, rallado

- ¼ taza Queso parmesano, rallado

- ¼ taza de alcaparras, trozadas

Preparación:

Precalentar el horno a 400°F. Limpiar los champiñones con papel de cocina. Remover los tallos y picarlos.

Derretir la manteca en una sartén. Añadir los tallos picados y el puerro y cocinar por 2-3 minutos, o hasta que ablanden. Agregar el ajo, semillas de comino, cilantro y polvo de chile, y cocinar por 1 minuto, o hasta que arroje aroma.

Añadir el tomate y vegetales congelados. Hervir, reducir el fuego y cocinar por 5 minutos. Agregar el arroz y sazonar bien.

Verter la mezcla dentro de las cabezas de champiñones, rociar con cheddar y parmesano, y hornear por 15 minutos, o hasta que el queso se haya derretido. Servir con alcaparras.

Información nutricional por porción: Kcal: 180, Proteínas: 3.4g, Carbohidratos: 6.6g, Grasas: 3.7g

18. Hamburguesas de Garbanzos

Ingredientes:

- 14 onzas garbanzos, remojados

- 1 taza de lentejas rojas

- 1 cucharada de aceite vegetal

- 2 cebollas, en rodajas

- 1 cucharaditas comino, molidas

- 1 cucharadita de garam Masala

- 1 huevo grande

- ¼ taza de perejil fresco, trozadas

- 2 cucharadas cilantro fresco, molidas

- 6 onzas de pan rallado duro

- Harina natural, para empolvar

Preparación:

Añadir las lentejas a una olla de agua hirviendo grande y hervir por 8 minutos, o hasta que ablanden. Colar bien. Calentar el aceite en una sartén y cocinar la cebolla 3 minutos, o hasta que ablande. Agregar las especias molidas y revolver hasta que arroje aroma. Dejar enfriar.

Poner los garbanzos, huevo, mezcla de cebolla y la mitad de las lentejas en una procesadora. Pulsar por 20 segundos. Transferir a un tazón. Añadir las lentejas restantes, perejil, cilantro y pan rallado. Mezclar bien y dividir en 10 porciones.

Formar las hamburguesas. Remojarlas en harina, removiendo el exceso. Poner en un grill engrasado o fuente para asar. Cocinar por 3-4 minutos de cada lado.

Información nutricional por porción: Kcal: 127, Proteínas: 5.4g, Carbohidratos: 24.6g, Grasas: 1.3g

19.   Cuscús Marroquí

Ingredientes:

- 2 cucharadas aceite de oliva

- 2 dientes de ajo, aplastado

- 1 chile rojo pequeño, en cubos

- 1 puerro, en rebanadas finas

- 2 bulbos de hinojo pequeños, en rodajas

- 2 cucharaditas comino molido

- 1 cucharaditas cilantro molido

- 1 cucharaditas cúrcuma molida

- 1 cucharaditas garam Masala

- 11 onzas batata, trozadas

- 2 chirivías, en rodajas

- 1½ tazas caldo vegetal

- 2 calabacines, en rodajas gruesas

- 8 onzas brócoli, en floretes

- 2 tomates, sin piel y en trozos

- 1 pimiento rojo, trozadas

- 14 onzas lata de garbanzos, colada

- 2 cucharadas perejil fresco de hoja plana trozado

- 2 cucharadas tomillo al limón fresco trozado

Cuscús:

- 1¼ tazas cuscús instantáneo

- 1 onzas manteca

- 1 taza caldo vegetal caliente

Preparación:

Calentar el aceite en una sartén grande y añadir el ajo, chile, puerro e hinojo. Cocinar a fuego medio por 10 minutos, o hasta que el puerro e hinojo estén blandos y dorados.

Agregar el comino, cilantro, cúrcuma, garam Masala, batata y chirivías. Cocinar por 5 minutos, revolviendo para cubrir los vegetales con las especias.

Añadir el caldo vegetal y hervir, cubierto, por 15 minutos. Agregar el calabacín, brócoli, tomate, pimiento y garbanzos. Hervir sin tapar por 30 minutos, o hasta que los vegetales estén blandos. Añadir las hierbas.

Poner el cuscús y manteca en un tazón. Añadir el caldo y dejar absorber por 5 minutos. Mover gentilmente con un tenedor para separar los granos. Hacer un nido con el cuscús en cada plato y servir los vegetales picantes en el medio.

Información nutricional por porción: Kcal: 219, Proteínas: 6.5g, Carbohidratos: 40g, Grasas: 3g

20. Nueces Asadas

Ingredientes:

- 2 cucharadas aceite de oliva
- 1 cebolla grande, en cubos
- 2 dientes de ajo, aplastado
- 10 onzas champiñones de campo, en trozos finos
- 6½ onzas alcaparras crudas
- 6½ Onzas de nueces brasileras
- 1 taza cheddar rallado
- ¼ taza parmesano rallado fresco
- 1 huevo, levemente batido
- 2 cucharadas cebollines frescos trozados
- 1 taza pan rallado fresco de trigo

Salsa de tomate:

- 1 fl. onzas aceite de oliva
- 1 cebolla, en trozos finos
- 1 diente de ajo, aplastado
- 13 tomates asados, trozadas
- 1 cucharada pasta de tomate

- 1 cucharaditas azúcar glasé

Preparación:

Engrasar una fuente de 5 ½ x 8 ½ pulgadas y poner papel en la base. Calentar el aceite en una sartén y añadir la cebolla, ajo y champiñones. Freír hasta que ablanden y dejar enfriar.

Procesar las nueces en una procesadora hasta que estén trozadas finas, pero no picarlas. Precalentar el horno a 350° F.

Mezclar las nueces, mezcla de champiñones, queso, huevo, cebollines y pan rallado. Presionar firmemente en la fuente y hornear por 15 minutos, o hasta que esté firme. Dejar reposar por 5 minutos.

Para hacer la salsa, calentar el aceite en una cacerola y añadir la cebolla y ajo. Freír por 5 minutos, o hasta que ablanden. Agregar los tomates trozados, pasta de tomate, azúcar y 1/3 taza de agua. Hervir por 3-5 minutos, o hasta que la salsa haya espesado levemente. Sazonar a gusto con sal y pimienta. Servir la salsa de tomate con las nueces asadas rebanadas.

Información nutricional por porción: Kcal: 297, Proteínas: 12g, Carbohidratos: 24g, Grasas: 14g

21. Garbanzos con Salsa de Tomate

Ingredientes:

- 2 tazas garbanzos

- 1 cebolla pequeña, trozadas

- 2 dientes de ajo, aplastado

- 2 cucharadas perejil fresco trozado

- 1 cucharada cilantro fresco trozado

- 2 cucharaditas comino molido

- ½ cucharaditas polvo de hornear

- Aceite, para freír

Humus:

- 14 onzas garbanzos

- 2-3 cucharadas jugo de limón

- 2 cucharadas aceite de oliva

- 2 dientes de ajo, aplastado

- 3 cucharadas Tahini

Salsa de tomate:

- 2 tomates, pelados y en trozos finos

- ¼ pepino, en trozos finos

- ½ pimiento verde, en trozos finos

- 2 cucharadas perejil fresco trozado

- 1 cucharaditas azúcar

- 2 cucharaditas salsa de chile

- Ralladura y jugo de 1 limón

Preparación:

Remojar los garbanzos en 3 tazas de agua por al menos 4 horas. Colar y mezclar en una procesadora por 30 segundos, o hasta que estén molidos.

Añadir la cebolla, ajo, perejil, cilantro, comino, polvo de hornear y 1 cucharada de agua, y pulsar por 10 segundos, o hasta que se forme una pasta espesa. Tapar y dejar reposar por 30 minutos.

Para hacer el humus, poner los garbanzos colados, jugo de limón, aceite y ajo en una procesadora. Sazonar y procesar por 20-30 segundos, o hasta que esté suave. Agregar el Tahini y procesar por 10 segundos más.

Para hacer la salsa de tomate, mezclar todos los ingredientes y sazonar con pimienta negra molida fresca.

Formar la mezcla de falafel en bolas con una cuchara. Remover el exceso de humedad. Calentar el aceite en una olla profunda. Cocinar el falafel en tandas de a 5, por 3-4 minutos cada una. Cuando doren bien, remover con un cucharón. Secar en toallas de papel y servir frío o caliente con pan Libanés, humus y salsa de tomate.

Información nutricional por porción: Kcal: 150, Proteínas: 3.9g, Carbohidratos: 15.2g, Grasas: 6g

22.   Tortilla de Papa al Vapor

Ingredientes:

- 1 cucharada aceite de oliva

- 2 dientes de ajo, aplastado

- 1 cebolla morada pequeña, trozadas

- 1 pimiento rojo pequeño, trozadas

- 1 libra de papas asadas, hervidas o al vapor, en rodajas gruesas

- ¼ taza perejil fresco trozado

- 6 huevos, levemente batido

- ¼ taza parmesano rallado

Preparación:

Calentar el aceite en una sartén antiadherente grande. Añadir el ajo, cebolla y pimiento y revolver a fuego medio por 2-3 minutos. Agregar las rodajas de papa y cocinar por 2-3 minutos más. Añadir el perejil y esparcir la mezcla bien en la sartén.

Batir los huevos con 2 cucharadas de agua, verter en la sartén y cocinar a fuego medio por 15 minutos, sin quemar la base.

Precalentar un grill al máximo. Rociar el parmesano sobre la tortilla y grillar por unos minutos para cocinar el huevo y dorarlo. Cortar en porciones y servir.

Información nutricional por porción: Kcal: 208, Proteínas: 11g, Carbohidratos: 17g, Grasas: 10g

23.   Salchichas de Frijoles Cannellini

Ingredientes:

- 1 cucharada aceite de girasol
- 1 cebolla pequeña, en trozos finos
- 1¾ onzas champiñones, en trozos finos
- ½ pimiento rojo, sin semillas y en trozos finos
- 14 onzas frijoles cannellini, lavados y colados
- 3½ onzas pan rallado fresco
- 3½ onzas Queso cheddar, rallado
- 1 cucharaditas hierbas secas mixtas
- 1 yema de huevo
- Harina común, para cubrir
- Aceite, para cocinar

Preparación:

Calentar el aceite en una sartén y cocinar la cebolla, champiñones y pimiento rojo hasta que ablanden.

Aplastar los frijoles cannellini en un tazón grande. Añadir la cebolla, champiñones y pimiento rojo, pan rallado, queso, hierbas y yema de huevo. Mezclar bien.

Presionar la mezcla con los dedos y formar 8 salchichas.

Enharinar cada salchicha con la harina sazonada. Dejar reposar por al menos 30 minutos.

Asar las salchichas en una hoja de papel aluminio aceitado a fuego medio por 15-20 minutos, rotando y cepillando frecuentemente con aceite, hasta que doren.

Dividir los rollos de pan al medio y poner una capa de cebollas fritas. Poner las salchichas encima y servir.

Información nutricional por porción: Kcal: 213, Proteínas: 8g, Carbohidratos: 19g, Grasas: 12g

24. Tortilla de Calabaza Rallada

Ingredientes:

- 3 cucharadas aceite de oliva

- 1 cebolla, en trozos finos

- 1 zanahoria pequeña, rallado

- 1 calabacín pequeño, rallado

- 1 taza calabaza rallada

- 1/3 taza queso cheddar en cubos pequeños

- 5 huevos, levemente batido

Preparación:

Calentar 2 cucharadas de aceite en una sartén y cocinar la cebolla por 5 minutos, o hasta que ablande. Añadir la zanahoria, calabacín y calabaza y cocinar a fuego bajo, cubierto, por 3 minutos. Transferir a un tazón y dejar enfriar. Añadir el queso y sal y pimienta. Agregar los huevos.

Calentar el aceite restante en una sartén pequeña. Agregar la mezcla y sacudir la sartén para esparcir bien. Reducir el fuego al mínimo y cocinar por 15-20 minutos, o hasta que esté casi lista. Levantar los lados de vez en cuando para que el huevo aún sin cocinar se mueva hacia abajo. Dorar la parte de arriba en un grill precalentado. Cortar en porciones y servir inmediatamente.

Información nutricional por porción: Kcal: 114, Proteínas: 10g, Carbohidratos: 6g, Grasas: 5g

25. Kebabs Coloridos

Ingredientes:

- 1 pimiento rojo, sin semillas

- 1 pimiento amarillo, sin semillas

- 1 pimiento verde, sin semillas

- 1 cebolla pequeña

- 8 tomates cherry

- 3½ onzas champiñones silvestres

Aceite sazonado:

- 6 cucharadas aceite de oliva

- 1 diente de ajo, aplastado

- ½ cucharaditas hierbas secas mixtas

Preparación:

Cortar los pimientos rojos, amarillo y verde en piezas de 1 pulgada.

Pelar la cebolla y cortar en gajos, dejando la parte de la raíz intacta para ayudar a mantener los gajos juntos.

Poner los pimientos, cebolla, tomates y champiñones en pinchos, alternando los colores.

Para hacer el aceite sazonado, mezclar el aceite de oliva, ajo y hierbas mixtas en un tazón pequeño. Cepillar la mezcla sobre los kebabs.

Asar los kebabs a fuego medio por 10-15 minutos, cepillando con el aceite sazonado y rotándolos frecuentemente.

Transferir los kebabs a platos tibios.

Información nutricional por porción: Kcal: 257, Proteínas: 3g, Carbohidratos: 26g, Grasas: 16g

26. Gajos de Ajo y Papa

Ingredientes:

- 3 papas horneadas grandes, cepilladas

- 4 cucharadas de aceite de oliva

- 2 cucharadas manteca

- 2 dientes de ajo, trozadas

- 1 cucharada romero fresco trozado

- 1 cucharada perejil fresco trozado

- 1 cucharada tomillo fresco trozado

- Sal y pimienta

Preparación:

Hervir una sartén grande con agua, añadir las papar y hervirlas por 10 minutos. Colar, refrescar bajo agua fría y luego colar bien nuevamente.

Transferir las papas a una tabla de cortar. Rebanar en gajos grandes, pero no pelar.

Calentar el aceite, manteca y ajo en una sartén pequeña. Cocinar gentilmente hasta que el ajo comience a ennegrecer, y luego remover la sartén del fuego.

Añadir las hierbas, sal y pimienta a gusto a la mezcla.

Cepillar la mezcla de ajo caliente sobre los gajos de papa.

Asar la papa a fuego alto por 10-15 minutos, cepillando con la mezcla restante de ajo, hasta que los gajos estén blandos.

Transferir los gajos de papa a una fuente caliente y servir como entrada o acompañante.

Información nutricional por porción: Kcal: 336, Proteínas: 3.9g, Carbohidratos: 32.4g, Grasas: 26.8g

27.   Risotto con Azafrán

Ingredientes:

- Pizca grande de hilos de azafrán de buena calidad

- 16 fl. onzas agua hirviendo

- 1 cucharaditas sal

- 2 cucharadas manteca

- 2 cucharadas de aceite de oliva

- 1 cebolla grande, en trozos muy finos

- 3 cucharadas granos de pinos

- 12 onzas arroz de grano largo

- 2 onzas sultanas

- 6 vainas de cardamomo verdes, conchas levemente rotas

- 6 dientes de ajo

- Pimienta

- Cilantro fresco o perejil de hoja plana en trozos muy finos, para decorar

Preparación:

Tostar los hilos de azafrán en una sartén seca a fuego

medio, revolviendo constantemente por 2 minutos, hasta que arrojen aroma. Poner inmediatamente en un plato.

Verter el agua hirviendo en un vaso medidor, añadir el azafrán y sal y dejar infundir por 30 minutos.

Derretir la manteca y aceite en una sartén a fuego medio/alto. Añadir la cebolla y cocinar por 5 minutos, revolviendo.

Bajar el fuego, añadir los granos de pino en las cebollas y continuar cocinando por 2 minutos, revolviendo, hasta que las nueces comiencen a tornarse doradas. No quemarlas.

Añadir el arroz, cubriendo todos los granos con aceite. Revolver por 1 minuto y agregar las sultanas, cardamomo, y dientes de ajo. Verter el agua saborizada con azafrán y hervir. Bajar el fuego, tapar y cocinar por 15 minutos.

Remover del fuego. Dejar reposar por 5 minutos sin destapar. Remover la tapa y verificar que el arroz esté blando y el líquido se haya absorbido.

Mezclar el arroz y ajustar la sazón. Añadir las hierbas y servir.

Información nutricional por porción: Kcal: 347, Proteínas: 5g, Carbohidratos: 60g, Grasas: 11g

28.   Pollo con Jengibre Carbonizado

Ingredientes:

- 4 pechugas de pollo, sin piel ni hueso

- 2 cucharadas curry paste

- 1 cucharada aceite de girasol, más extra para cocinar

- 1 cucharada azúcar negra

- 1 cucharaditas jengibre molido

- ½ cucharaditas comino molido

Cubierta de Yogurt:

- ¼ pepino

- Sal

- ½ taza de yogurt natural bajo en grasas

- ¼ cucharaditas polvo de chile

Preparación:

Poner las pechugas de pollo entre dos hojas de papel de cocina o film. Golpearlas con un mazo para aplastarlas. Mezclar la pasta de curry, aceite, azúcar negra, jengibre y comino en un tazón pequeño. Esparcir la mezcla sobre ambos lados del pollo y dejar a un lado.

Para hacer la cubierta de yogurt, pelar el pepino y remover las semillas con una cuchara. Rallar la pulpa de pepino, rociar con sal, poner en un colador y dejar reposar por 10 minutos. Lavar la sal y remover el exceso de humedad presionando el pepino con la base de un vaso. En un tazón pequeño, mezclar el pepino rallado con el yogurt natural y añadir el polvo de chile. Dejar reposar.

Transferir las piezas de pollo a una parrilla aceitada y asar por 10 minutos, dándolo vuelta 1 vez.

Servir el pollo con la cubierta de yogurt.

Información nutricional por porción: Kcal: 228, Proteínas: 28g, Carbohidratos: 12g, Grasas: 8g

29.   Manzanas Rellenas con Nueces y Cerezas

Ingredientes:

- 4 manzanas medianas

- 2 cucharadas nueces trozadas

- 2 cucharadas almendras trozadas

- 2 cucharadas light azúcar moscabado

- 2 cucharadas cerezas trozadas

- 2 cucharadas jengibre cristalizado trozado

- 4 cucharadas manteca

- Crema simple o yogurt natural espeso, para servir

Preparación:

Remover el centro de las manzanas y, usando un cuchillo afilado, marcar cada uno alrededor del medio para evitar que la piel se salga al asarlas.

Para hacer el relleno, en un tazón pequeño mezclar las nueces, almendras, azúcar, cerezas y jengibre.

Verter la mezcla en cada manzana, aplastándola. Esparcir un poco de mezcla encima de cada manzana.

Poner cada manzana en papel aluminio de doble espesor y enmantecar generosamente. Enrollar el aluminio para que cada manzana quede bien encerrada.

Asar las parcelas con manzana a fuego alto por 25-30 minutos, o hasta que ablanden.

Transferir las manzanas a platos individuales. Servir con crema batida o yogurt natural.

Información nutricional por porción: Kcal: 294, Proteínas: 3g, Carbohidratos: 31g, Grasas: 18g

30.   Postre Cremoso de Banana

Ingredientes:

- 4 bananas

- 2 maracuyá

- 4 cucharadas jugo de naranja

- 4 cucharadas licor saborizado de naranja

Cobertura Cremosa:

- 5 fl. onzas crema doble

- 3 cucharadas azúcar impalpable

- 2 cucharadas licor saborizado de naranja

Preparación:

Para hacer la crema saborizada de naranja, verter la crema doble en un tazón y rociar con azúcar impalpable. Batir la mezcla hasta que esté rígida. Añadir el licor saborizado de naranja y dejar reposar en la nevera.

Pelar las bananas y poner cada una en una hoja de papel aluminio.

Cortar el maracuyá por la mitad y exprimir el jugo de cada mitad sobre las bananas. Añadir el jugo de naranja y licor.

Enrollar el papel aluminio cuidadosamente sobre las bananas para que queden bien encerradas.

Poner en una fuente y cocinar sobre carbón caliente por 10-15 minutos, o hasta que ablanden. Transferir a platos individuales tibios. Abrir el papel aluminio y servir inmediatamente con la crema saborizada.

Información nutricional por porción: Kcal: 380, Proteínas: 2g, Carbohidratos: 43g, Grasas: 19g

31.   Sopa Espesa de Lentejas Rojas

Ingredientes:

- 2 cucharadas manteca

- 2 dientes de ajo, aplastados

- 1 cebolla, trozadas

- ½ cucharaditas cúrcuma

- 1 cucharaditas garam Masala

- ¼ cucharaditas polvo de chile

- 1 cucharaditas comino molido

- 2 libra de tomates trozados

- 7 onzas lentejas rojas

- 2 cucharaditas jugo de limón

- 1 pinta caldo vegetal

- 10 fl onzas leche de coco

- Sal y pimienta

Para servir:

- Cilantro fresco trozado

- Rodajas de limón

Preparación:

Derretir la manteca en una cacerola grande. Añadir el ajo y cebolla y saltear por 2-3 minutos. Añadir la cúrcuma, garam Masala, polvo de chile y comino, y cocinar por otros 30 segundos.

Trozar los tomates y añadirlos a la cacerola con las lentejas rojas, jugo de limón, caldo vegetal y caldo de coco, y hervir.

Reducir el fuego al mínimo y cocinar por 25-30 minutos, sin tapar, hasta que las lentejas estén blandas.

Sazonar a gusto con sal y pimienta y llevar a tazones individuales. Decorar con cilantro trozado y rodajas de limón. Servir inmediatamente con pan naan tibio.

Información nutricional por porción: Kcal: 284, Proteínas: 16g, Carbohidratos: 38g, Grasas: 9g

32. Sopa de Pollo

Ingredientes:

- 12oz pollo molido

- 1 cucharada salsa de tomate

- 1 cucharaditas raíz de jengibre fresca rallada

- 1 diente de ajo, en trozos finos

- 2 cucharaditas sherry

- 2 cebollas de verdeo, trozadas

- 1 cucharaditas aceite de sésamo

- 1 clara de huevo

- ½ cucharaditas harina de maíz

- ½ cucharaditas azúcar

- 35 pieles wonton

- 2½ pintas caldo de pollo

- 1 cebolla de verdeo, rallado

- 1 zanahoria pequeña, en rebanadas finas

Preparación:

Poner el pollo, jengibre, ajo, jerez, cebollas de verdeo, aceite de sésamo, clara de huevo, harina de maíz y azúcar en un tazón y mezclar bien. Poner una cucharada del relleno en el centro de cada piel de wonton. Formar un saquito uniendo las puntas.

Cocinar los wonton en agua hirviendo por 1 minutos o hasta que floten. Remover con una espátula.

Verter el caldo de pollo en una cacerola y hervir. Añadir la cebolla de verdeo, zanahoria y wonton a la sopa. Hervir por 2 minutos y servir.

Información nutricional por porción: Kcal: 101, Proteínas: 14g, Carbohidratos: 3g, Grasas: 4g

33.   Kebabs de Tomate

Ingredientes:

- 1 lb. filete de solomillo

- 16 tomates cherry

- 16 aceitunas verdes grandes, sin carozo

- Sal y pimienta negra recién molida

- Pan Focaccia, para servir

- 4 cucharadas de aceite de oliva

- 1 cucharada vinagre de jerez

- 1 diente de ajo, aplastado

- 1 cucharada aceite de oliva

- 1 cucharada vinagre de jerez

- 1 diente de ajo, aplastado

- 6 tomates ciruela, sin piel, sin semillas y en trozos

- 2 aceitunas verdes, sin carozo y en rodajas

- 1 cucharada perejil fresco trozado

- 1 cucharada jugo de limón

Preparación:

Remover la grasa de la carne y cortar en 24 piezas de igual

tamaño. Poner en 8 pichos, alternándola con tomates cherry y aceitunas sin carozo enteras.

Para hacer la salsa, en un tazón combinar el aceite, vinagre, ajo y sal y pimienta a gusto.

Para hacer el aderezo de tomate, calentar el aceite en una sartén pequeña y cocinar la cebolla y ajo por 3-4 minutos hasta que ablanden. Agregar los tomates y aceitunas y cocinar por 2-3 minutos hasta que ablanden levemente. Añadir el perejil y jugo de limón, y sazonar con sal y pimienta a gusto. Dejar reposar caliente o frío.

Asar los pinchos en una parrilla aceitada por 5-10 minutos, cepillando con salsa y rotando frecuentemente. Servir con el aderezo de tomate y rebanadas de Focaccia.

Información nutricional por porción: Kcal: 166, Proteínas: 12g, Carbohidratos: 1g, Grasas: 12g

34. Cerdo con Arroz

Ingredientes:

- 14oz filete de cerdo magro

- 3 cucharadas mermelada de naranja

- Ralladura y jugo de 1 naranja

- 1 cucharada vinagre de vino blanco

- 1 cucharadita de Salsa tabasco

- Sal y pimienta

- 1 cucharada aceite de oliva

- 1 cebolla pequeña, trozadas

- 1 pimiento verde pequeño, sin semillas y en rodajas finas

- 1 cucharada harina de maíz

- 5 fl. onzas jugo de naranja

Para servir:

- Arroz cocido

- Hojas de ensalada mixtas

Preparación:

Poner una pieza grande de papel aluminio de doble espesor en una fuente plana. Poner los filetes de cerdo en el centro y sazonar a gusto. Calentar la mermelada, ralladura de naranja y jugo, vinagre y salsa tabasco en una sartén pequeña, revolviendo, hasta que la mermelada se derrita y los ingredientes se combinen. Verter la mezcla sobre el cerdo y enrollar la carne en el papel. Sellar para que los jugos no se escapen. Poner sobre carbón caliente y asar por 25 minutos, rotando ocasionalmente.

Para la salsa, calentar el aceite en una sartén y cocinar la cebolla por 2-3 minutos. Agregar la pimienta y cocinar por 3-4 minutos. Remover el cerdo del papel aluminio y poner en la parrilla. Verter los jugos en la sartén con la salsa. Continuar asando el cerdo por otros 10-20 minutos, rotando hasta que dore.

En un tazón, mezclar la harina de maíz en una pasta con un poco de jugo de naranja. Añadir a la salsa. Cocinar, revolviendo, hasta que espese. Cortar el cerdo y servir con arroz y hojas de ensalada, con la salsa encima.

Información nutricional por porción: Kcal: 230, Proteínas: 19g, Carbohidratos: 16g, Grasas: 9g

35.   Croissant Francés

Ingredientes:

- 2 libras de harina común

- 1 paquete pequeño de levadura seca

- 2 cucharaditas sal

- 5 cucharadas de aceite

- 1 huevo entero

- 1 ½ taza de leche

- 1 taza de agua

- 1 taza manteca

- 1 huevo entero

- 1 yema de huevo

- 1 taza de crema de cacao orgánico

Preparación:

En un tazón pequeño, combinar la levadura con ½ taza de leche caliente, 1 cucharadita de azúcar, y 1 cucharadita de harina común. Dejar reposar por 30 minutos. Combinar la levadura con los otros ingredientes y hacer una masa. Formar 16 tazones pequeños y amasar.

Poner 1 cucharada de crema de cacao en el centro de cada croissant y enrollar.

Precalentar el horno a 400 grados y hornear los croissants por 15 minutos.

Mientras tanto, combinar 1 huevo y 1 yema de huevo en un tazón. Esparcir esta mezcla, con un pincel de cocina, sobre cada croissant antes de removerlos del horno.

Información nutricional por porción: Kcal: 491, Proteínas: 10g, Carbohidratos: 59g, Grasas: 23.5g

36.   Risotto y Mariscos con Cúrcuma

Ingredientes:

- 1 taza de arroz

- 1 taza de mezcla fresca de mariscos

- ½ taza de guisantes, cocidos

- 1 tomate pequeño

- ½ pimiento, en trozos finos

- 1 cucharada de cúrcuma molida

- Sal a gusto

Preparación:

Hervir los mariscos por 3-4 minutos. Colar y dejar a un lado.

Añadir una taza de arroz y 3 tazas de agua a una olla profunda. Hervir y cocinar por 10 minutos, o hasta que la mitad del agua se haya evaporado.

Mientras tanto, pelar y trozar el tomate y pimiento. Mezclar con los guisantes en un tazón y sazonar con sal.

Combinar esta mezcla con el arroz, agregar los mariscos, una cucharada de cúrcuma molida, y cocinar hasta que toda el agua se haya evaporado. Puede servirlo con queso parmesano rallado.

Información nutricional por porción: Kcal: 198, Proteínas: 4.8g, Carbohidratos: 42.7g, Grasas: 0.6g

37.   Ensalada de Lentejas y Garbanzos con Jugo de Limón Fresco

Ingredientes:

- ½ taza de lentejas cocidas

- ½ taza de garbanzos cocidos

- ½ cebolla morada, en trozos finos

- 1 taza de lechuga, en trozos finos

- 3 cucharadas de jugo de limón fresco

- 2 cucharadas de aceite de oliva

Preparación:

Primero querrá cocinar las lentejas. Por ½ taza de lentejas, necesitará 1 ½ taza de agua, porque las lentejas duplicarán su tamaño. Hervir, reducir el fuego, y cocinar por 15-20 minutos, o hasta que ablanden. Remover del fuego y colar. Dejar enfriar.

Poner todos los ingredientes en un tazón y mezclar bien. Antes de servir, añadir 3 cucharadas de jugo de limón fresco y 2 cucharadas de aceite de oliva. Mezclar.

Información nutricional por porción: Kcal: 246, Proteínas: 11.3g, Carbohidratos: 31.5g, Grasas: 8.9g

38.   Polenta Casera Rápida

Ingredientes:

- 17oz harina de maíz

- 5 tazas de agua

- 5 cucharadas de aceite de oliva

- Una pizca de sal

Preparación:

Hervir 5 tazas de agua. Añadir sal, aceite de oliva, y reducir el fuego a medio. Lentamente añadir la harina de maíz, revolviendo. Cocinar hasta que espese, revolviendo constantemente. Remover del fuego y servir.

Información nutricional por porción: Kcal: 334, Proteínas: 4.8g, Carbohidratos: 52.9g, Grasas: 12.7g

39.   Ensalada Magra de Papa con Aceite de Oliva

Ingredientes:

- 2 papas medianas, hervidas

- 5 cebollas de verdeo, en trozos finos

- 1 cebolla morada pequeña, pelada y en rodajas

- Aceite de oliva a gusto

- Sal a gusto

- Pimienta a gusto

Preparación:

Primero, hervir las papas. Pelar y lavar bien. Cortar en rodajas y llevar a una olla profunda. Cubrir con agua, hervir y cocinar por 15 minutos, o hasta que ablanden. Remover del fuego y colar. Dejar enfriar.

Mientras tanto, preparar las cebollas de verdeo. Remover las raíces y hojas. Picar finamente y combinar con las papas.

Pelar y cortar la cebolla morada. Añadir a la mezcla de ensalada. Sazonar con aceite de oliva, sal y pimienta a gusto. Puede añadir unas gotas de jugo de limón fresco, pero esto es opcional.

Servir frío.

Información nutricional por porción: Kcal: 259, Proteínas: 3.1g, Carbohidratos: 26.3g, Grasas: 17g

40.   Ensalada de Almendras

Ingredientes:

- ½ pera, en rodajas

- 1 kiwi, pelado y en rodajas

- Algunos tomates cherry, por la mitad

- ½ taza de bayas silvestres

- ½ taza de mezcla de frutos secos

- ½ pimiento verde, en rodajas

Para el aderezo:

- 2 cucharadas de miel

- ¼ taza de jugo de lima fresco

- 1 cucharadita de mostaza

Preparación:

Batir el jugo de lima, mostaza y miel con un tenedor.

En un tazón grande, combinar los vegetales y añadir el aderezo. Mezclar bien.

Si no es fanático de la mezcla de vegetales y frutas, puede evitar los vegetales y crear una bella ensalada de frutas. Sin embargo, debería reemplazar el aderezo de mostaza con unas gotas de jugo de limón fresco y azúcar.

Información nutricional por porción: Kcal: 135, Proteínas: 1.9g, Carbohidratos: 33.4g, Grasas: 0.9g

41.   Caballa con Papas y Verdes

Ingredientes:

-   4 caballas medianas, con piel

-   1 libra de espinaca fresca, desmenuzada

-   5 papas grandes, pelada y en rodajas

-   ¼ taza (dividida por la mitad) de aceite de oliva extra virgen

-   3 dientes de ajo, aplastados

-   1 cucharadita de romero seco, en trozos finos

-   2 ramas de hojas de menta fresca, trozada

-   1 limón, en jugo

-   1 cucharadita de sal marina

Preparación:

Pelar y rebanar las papas. Hacer una capa en una olla profunda. Esparcir la mitad del aceite de oliva sobre las papas. Añadir la espinaca y cubrir con el aceite restante. Agregar el ajo, romero, menta y jugo de limón.

Rociar generosamente la sal sobre la caballa. Hacer la última capa con ellas y cubrir.

Cocinar por 45 minutos a fuego medio/bajo.

Información nutricional por porción: Kcal: 244, Proteínas: 14g, Carbohidratos: 19.2g, Grasas: 12g

42.   Frijoles Blancos de Cocción Lenta

Ingredientes:

- 1 libra de guisantes blancos

- 4 rodajas de carne seca

- 1 cebolla grande, en trozos finos

- 1 diente de ajo, aplastado

- 1 pimiento rojo mediano, en trozos finos

- 1 ají picante pequeño, en trozos finos

- 2 cucharadas de harina común

- 2 cucharadas de manteca

- 1 cucharada de pimienta cayena

- 3 hojas de laurel, secas

- 1 cucharadita de sal

- ½ cucharadita de pimienta negra recién molida

Preparación:

Derretir dos cucharadas de manteca en una olla a presión. Añadir la cebolla, ajo y revolver bien. Agregar la carne seca, guisantes, pimiento rojo, ají picante, hojas de laurel, sal y pimienta. Añadir, revolviendo, 2 cucharadas de harina y 3 tazas de agua.

Tapar y cocinar por 8-9 horas a fuego bajo o 5 horas a fuego alto.

Información nutricional por porción: Kcal: 210, Proteínas: 4g, Carbohidratos: 24g, Grasas: 12g

43.   Rollos de Vegetales Verdes

Ingredientes:

- 1.5 libra de vegetales verdes, al vapor

- 1 lb. carne molida magra

- 2 cebolla pequeñas, pelados y en trozos finos

- ½ taza arroz de grano largo

- 2 cucharadas de aceite de oliva

- 1 cucharadita de sal

- ½ cucharadita de pimienta negra recién molida

- 1 cucharadita de hojas de menta, en trozos finos

Preparación:

Hervir una olla grande de agua y añadir los verdes. Cocinar brevemente por 2-3 minutos. Colar y remover el exceso de agua. Dejar a un lado.

En un tazón grande, combinar la carne molida con las cebollas, arroz, sal, pimienta y hojas de menta.

Aceitar una olla profunda con aceite de oliva. Poner las hojas en una superficie plana. Verter una cucharada de la mezcla en el medio de cada hoja. Enrollar y asegurar las puntas.

Llevar a la olla y cocinar, tapado, por 1 hora a fuego medio.

Información nutricional por porción: Kcal: 156, Proteínas: 5.2g, Carbohidratos: 21g, Grasas: 7g

44.   Estofado de Pollo Entero

Ingredientes:

- 1 pollo entero, 3 libras

- 10 onzas de brócoli fresco

- 7 onzas floretes de coliflor

- 1 cebolla grande, pelados y en trozos finos

- 1 papa grande, sin piel y en trozos

- 3 zanahorias medianas, en rodajas

- 1 tomate grande, sin piel y en trozos

- Un puñado de granos de cera amarillos, enteros

- Un puñado de perejil fresco, en trozos finos

- ¼ taza de aceite de oliva extra virgen

- 2 cucharadita de sal

- ½ cucharadita de pimienta negra recién molida

- 1 cucharada de pimienta cayena

Preparación:

Limpiar el pollo y rociar con sal. Dejar a un lado.

Engrasar el fondo de una olla grande con 3 cucharadas de aceite de oliva. Añadir la cebolla y freír por 3-4 minutos, y luego agregar la zanahoria. Continuar cocinando por 5 minutos más.

Agregar el aceite restante, vegetales, sal, pimienta negra, pimienta cayena, y cubrir con el pollo. Añadir 1 cucharada de agua y cubrir.

Hervir por 1 hora a fuego medio.

Información nutricional por porción: Kcal: 290, Proteínas: 31g, Carbohidratos: 39g, Grasas: 6g

45.   Quingombó con Carne y Alcachofas

Ingredientes:

- 7 onzas hombro de ternera, en chuletas

- 1 lb. quingombó, lavados y pelado

- 3 alcachofas grandes, enteras

- 2 tomates medianos, por la mitad

- 2-3 floretes de coliflor frescos

- 2 tazas de caldo vegetal

- Un puñado de brócoli fresco

- 3 cucharadas de aceite de oliva extra virgen

- 1 cucharadita de Sal Himalaya

- ½ cucharadita de pimienta negra recién molida

Preparación:

Engrasar una olla profunda con 3 cucharadas de aceite de oliva. Dejar a un lado.

Cortar cada quingombó por la mitad longitudinalmente y poner en la olla. Añadir las mitades de tomates, alcachofas, floretes de coliflor, un puñado de brócoli fresco, y cubrir con los trozos de carne.

Sazonar con sal y pimienta y añadir 2 tazas de caldo vegetal. Revolver bien y tapar.

Cocinar por 45 minutos a fuego medio/alto, o 2 horas a fuego bajo.

Información nutricional por porción: Kcal: 281, Proteínas: 19.6g, Carbohidratos: 17.4g, Grasas: 15.5g

OTROS TITULOS DE ESTE AUTOR

70 Recetas De Comidas Efectivas Para Prevenir Y Resolver Sus Problemas De Sobrepeso: Queme Calorías Rápido Usando Dietas Apropiadas y Nutrición Inteligente

Por

Joe Correa CSN

48 Recetas De Comidas Para Eliminar El Acné: ¡El Camino Rápido y Natural Para Reparar Sus Problemas de Acné En 10 Días O Menos!

Por

Joe Correa CSN

41 Recetas De Comidas Para Prevenir el Alzheimer: ¡Reduzca El Riesgo de Contraer La Enfermedad de Alzheimer De Forma Natural!

Por

Joe Correa CSN

70 Recetas De Comidas Efectivas Para El Cáncer De Mama: Prevenga Y Combata El Cáncer De Mama Con una Nutrición Inteligente y Alimentos Poderosos

Por

Joe Correa CSN